养 胎 PLUS
资深母婴从业人员手记

蔡元元　袁颖　周春祥　编著

扫码加入读友群

上海科学技术出版社

图书在版编目（CIP）数据

养胎PLUS / 蔡元元，袁颖，周春祥编著. -- 上海：上海科学技术出版社，2021.4
ISBN 978-7-5478-5305-4

Ⅰ. ①养… Ⅱ. ①蔡… ②袁… ③周… Ⅲ. ①妊娠期－妇幼保健－基本知识 Ⅳ. ①R715.3

中国版本图书馆CIP数据核字(2021)第053312号

养胎 PLUS

蔡元元　袁颖　周春祥　编著

上海世纪出版(集团)有限公司
上 海 科 学 技 术 出 版 社 　出版、发行
(上海钦州南路71号　邮政编码200235　www.sstp.cn)
上海雅昌艺术印刷有限公司印刷
开本 787×1092　1/16　印张 16.25
字数：200千字
2021年4月第1版　2021年4月第1次印刷
ISBN 978-7-5478-5305-4/R·2286
定价：55.00元

本书如有缺页、错装或坏损等严重质量问题，请向工厂联系调换

内 容 提 要

养胎，就是学习与宝宝对话。本书从一个资深母婴从业人员的视角，回看一个准妈妈在孕期的各种困惑，针对常见的孕期症状、准妈妈的体质等提供有益的调理方案与养胎建议。全书分为四大部分，辨"症"养胎，从孕妈妈出现的症状，分析背后的原因及如何调理；辨"体"养胎，针对孕期症状不明显的人，就相应体质提出养胎策略；逐月养胎，分析不同孕月养胎的注意事项；经典互动，通过对生活中一些养胎细节及女性生命周期相关问题进行解读，进一步理解孕育深层规律，找到孕期调理的准绳，起到举一反三、正本清源的效果。

希望本书能帮助准妈妈及时捕捉和读懂胎宝宝发送的"信号"，把握好养胎的节奏，顺利度过十月怀胎，迎接一个聪明、健康宝宝的到来。

写给准妈妈

养胎，
就是学习与宝宝对话

人生的起跑线，究竟是在毕业之后，还是进入校园？究竟是在呱呱坠地之后，还是在悄无声息的着床之际？

我国每年有大约1500万个宝宝降临，为超过1500万个家庭带来无尽的欣喜。从怀孕开始，准妈妈这个角色就为你准备好了，这个新角色你将如何适应？你将如何准备？有了全家的呵护，是不是就足够呢？是不是能呵护到位呢？这是一个伤脑筋的问题，谁来评判？当然是宝宝。

每年有这么多宝宝出生，是不是每个宝宝的身体状况都一样，没有差别呢？当然不是。每个宝宝将来的体质都不尽相同。那么，这样的不同，新妈妈们是不是都欣然接受呢？没人能回答吧？

在孕育的这十个月当中，如果胎宝宝的"居住"环境，并不是他（她）想要的，胎宝宝会不会表达呢？我们一定要相信每个生命的智慧。很多研究表明，准妈妈的生活和饮食得当与否，对孩子将来的身体、情感和智力发展都会产生极大影响。那应该怎么样做呢？要学会听胎宝宝的"语言"。

有时候，或许长辈们应该放下自己的"经验"，冷静地想一想，我们的胎宝宝到底有没有在表达，到底需要什么样的"生活"环境？千万不能自以为是，千万不要好心却帮了倒忙。那到底应该怎么样做呢？学会倾听胎宝宝。

在实际生活中，可能准妈妈从来都不会缺少来自各方专家的养胎建议，比如从营养、养生、环境等常见的角度，告诉准妈妈应该怎么样吃、怎么样做。这些建议通常比较零散，而且好像总是有一个标准答案。那么，每个准妈妈的需求都是一样的吗？显然不是。

最终，我们还是要"听"胎宝宝的。可是，胎宝宝又不会"说"，怎么听呢？怎么沟通呢？无论你怎么怀疑这个想法，胎宝宝与妈妈之间都存在"沟通"。妈妈的身体，代表着妈妈与胎宝宝之间沟通的载体，身体释放出来的信号，都是胎宝宝和妈妈沟通的结果。当然，有些你听得懂，有些需要"翻译"。

比如说，怀孕期间肚皮痒了，这是不是胎宝宝在说话？孕吐，这是不是胎宝宝在说话？怀孕期间便秘了，这是不是胎宝宝在说话？你想吃酸了，这是不是胎宝宝通过你的身体发出的信息？应该都是，怀孕期间准妈妈所有的"症状"，都不是一种单纯的存在，不要对胎宝宝发出的信号置若罔闻。

我们想通过这本书，来真正解读胎宝宝所发出的信号。通过孕妈妈身体出现的"不适"，我们来对孕妈妈这座"房子"进行调整，同时也为接下来的"月子"做些准备。

在迪克·斯瓦伯（Dick Swaab）所著的《我即我脑》这本书里提到，他们找到一个惊人的信号，就是难产的宝宝与精神分裂症之间呈正相关。也许，这与遗传相关，但是我们得到一个更直接的提示是，怀孕期间胎宝宝与妈妈之间沟通不畅，与难产密切相关。

养胎，比我们想象中的更重要，也比我们想象中的更复杂，希望每个准妈妈都能真正重视孕期健康。当然，也有很多人的感受是在不知不觉中就生下一个健康的宝宝。那我要说声恭喜你，你是幸运的。

此刻，你怀孕了，你的生活方式应该一如既往，还是跟以往有所不同呢？你如果一如既往，就是在假设你的宝宝必然能够适应你现在的生活习惯，"强迫"宝宝接受你现在的生活方式；如果有所调整，往哪儿调整？接受某种"正确答案"吗？比如执行网上千篇一律的运动、饮食、起居等怀孕"标准动作"吗？如果是这样，这等于是在假设胎宝宝的需求都是一样的。可能吗？是不是可能，看看你身体发出的"信号"吧。

学会跟胎宝宝进行高效的互动，这是每一个妈妈的职责所在，不要强迫，不要忽略，不要对立，不要自以为是。怀孕之后，身体的每一个信号，都值得重视；孕期的每一次变化，都是为下一个阶段做准备的。

医院里面并没有这样一个专门解读胎宝宝"语言"的科室，当产检报告一切"正常"，孕妈妈该如何及时捕捉或解读胎宝宝发送的信号呢？这本书会把孕妈妈身体的一些症状，当作解读胎宝宝发育情况的契机，帮助你读懂宝宝的语言。从症状到体质，从现象到规律，从现在到将来，在你的每个孕月，在饮食起居上，把握养胎的节奏，选择最利于你的宝宝成长的养胎方式。

为此，我们还特别邀请了中国福利会国际和平妇幼保健院的营养科专家、《孕产日记》一书的作者金焱担任本书的营养顾问。我们几位写作者背景不同，但不局限于哪门哪派，我们听从孕妈妈当下所发出的信号。

这本书，得到了众多从业人员的大力支持，以及大量的准妈妈、产后妈妈和"止一堂"妈妈帮成员的鼎力支持。她们为本书的写作提供了大量翔实的素材，同时也更印证了我们写作这本书的初衷。

在整理这些问题时，我们发现一个有趣的现象：准妈妈的问题比产后妈妈要多得多。这说明什么？说明准妈妈已经注意到了身体所发出的信息，只是无法做出说明而已。这种迫切和焦虑，是准妈妈的本能和责任所致，而产后妈妈，似乎已经承认了既定的事实。相比而言，母婴从业人员提供的问题，反而是最少的。这又提示了什么？有一个现象叫"知识的诅咒"，这说明在从业人员这个专家群体里，对很多准妈妈的问题都已经习以为常，变得不那么敏感了。所以，这本书也希望提醒更多的母婴从业人员，保持对准妈妈的敏感度，才能获取更加敏锐的服务视角。

在读这本书的准妈妈或准爸爸，如果你还遇到其他困惑，或者发现书中的错漏，欢迎发电子邮件与我们交流、沟通！邮箱：943905280@qq.com。

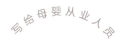

洞察力，
是母婴从业人员的核心竞争力

母婴从业人员，属于一个高度专业的服务领域。这个服务领域，不像普通的家政公司所提供的服务，我们服务于特殊的人群：孕妈妈以及新妈妈。从某种意义上说，这也是高风险的服务领域。我们提供服务的场景，并不是在医院，也正因为如此，我们没有专业机构的庇护，只能依赖个人的高度专业性。

高度专业性体现在什么地方呢？传统的母婴从业人员，往往是技术控，以为只要掌握过硬的技术，就算是高度专业了。结果各种技术流派，各种手法相继登场，层出不穷，越钻越深。但是，客户买账吗？这是个问题。

新妈妈或者孕妈妈，到底需要什么样的服务？这是一个古老而又崭新的问题。我们对于技术的兴趣越浓，距离这个问题的答案就越远。我们要回归这个话题的本源，这也是《养胎PLUS》这本书的由来：提升孕妈妈和新妈妈的自我认知以及母婴从业人员对她们的认知。

传统的母婴从业人员感觉服务不容易，同时也纳闷，为什么技术那么好，客户仍不满意呢？百思不得其解之余，于是想到要增加爱心、要真诚，甚至变得佛系，希望让自己发光。

技术和爱心，这两种思维看似遥远，实则相同，就是把客户当作需求相同的个体。这是一个误区。虽然孕妈妈或者新妈妈有共性，但也存在很大的不同，对服务的需求也不一样。忽视这个不同，是传统从业人员陷入困境的原因。

服务的新思路，是把深入洞察孕妈妈及新妈妈的需求当作服务的前提。洞察很难吗？很难，尤其是我们自以为专家的时候。

作者本人从事了十三年母婴领域的服务，是传统服务的受益者、见证者，也是践行者，也有完整的挫败体验。我从不掩盖"伤口"，忍受一次次的痛苦，仔细审视、仔细研究这些"伤口"，深究其中的原因，破而后立，提炼了一整套独特的服务思维。

都说信任很重要，可是这个行业的特殊性，注定了我们与客户关系的短期性。在没有任何信任基础的情况下，如何提供需要高度信任的服务呢？我们的服务等不及慢慢培养信任，必须在第一时间就能获得信任。

以前，我们以为只要证明我们的技术高明，客户就会信任；我们曾经以为只要我们凭良心，客户就会信任。无论我们做到哪种程度，总有部分客户不信任。问题就在于，我们不知道是哪一部分。对于服务提供者，不要以为信任是双方的事。赢得信任，就是服务人员的事，是服务人员的本事。这个本事有一个核心，不是技术，不是单纯的好心，而是洞察力。

洞察力是什么？洞察力就是见所未见的能力。

如果我们以为懂得一点专业知识就叫专业，那你会发现很多客户更加"专业"。这是什么时代？这是信息过载的时代，谁都有机会懂得更多。所以，服务中，知识占有的份量极低。

如果我们以为技术手法就是我们的专业，你会发现没有任何一种技术手法可以做到"一招鲜吃遍天"，客户有可能把你信奉的那种手法的利弊分析得头头是道。所以，技术手法也不足为凭。

见所未见才是我们的专业，那么什么是见所未见呢？有三层含义：

第一，不只是见局部，而应见全景。客户主诉一个症状，你却能把连带的其他症状也找到，而不是单纯的碎片化的就事论事。

第二，不只是见症状，而应见真相。客户告诉你一个现象，比如肚皮痒，很多人都可以评头论足，甚至给出建议。而你不同，你要见到深层的原因，是因人、因时，还是因事？

第三，不只是见现状，而应见未来。你掌握了全景，掌握了规律，于是你也可以预见未来的发展阶段。这当然不是算命，也不是冒险让自己处于尴尬境地，而是基于人体规律的预见，也是进一步实施干预的基础。

你说这样的洞察力很难对不对？是的，这的确是优秀服务人员的门槛，也是服务人员自我提升的方向，也是那些大受欢迎的服务人员真正的诀窍。这也是通常被解释为靠"悟性"才能明白的那部分只可意会不可言传的核心。

有了洞察力，一个服务人员可以掌握两个边界：第一，大事和小事的边界；第二，有事和没事的边界。

举个例子，在急诊科，有的病人大喊大叫以吸引医务人员注意，而医生自顾自地忙，好像没听见一样。看到排在队伍后面的那个不哼不叫的患者，医生可能会立即冲上去抢救。有人指责他们不讲先来后到，可是这就是急诊科诊治特点。这就是专业，他们区分大事与小事。

一名孕妈妈跟你咨询的时候，如果你能举一反三，说出她没说的症状；如果你能告诉她，什么不算事，什么才是大事；什么方面看似没事，其实需要密切关注；尤其是过了几天，她发现了你预测的症状，你是不是容易赢得客户信任？

当然，洞察力是一回事，如何表达你所洞察的，又是另一回事。什么是服务的专业性？洞察力是隐藏于内的实力，表达是显露于外的实力。如果有人问："价格多少？"无论你如何回答，似乎都会破坏信任，怎么接这句话呢？如果有人问："你能不能保证效果？"无论你说能还是不能，都在证明自己，而证明自己就是破坏信任，又怎么接这句话呢？这固然与洞察有关，也与表达有关。

需要留意的是，表达能力与话术不是一回事。很多服务人员强调话术，结果人家以为你在玩套路，破坏了信任。提升表达能力和洞察力，需要经过不断训练，但没有一劳永逸的廉价方法。

需要训练的东西很多，有两个核心能力：

第一，还原真相。

比如一个孕妈妈跟你说她肚皮痒，你该如何回答？那首先你要把这个问题的发生往前追溯，是孕前就有，还是孕期的某个阶段发生的；持续多久；痒的程度是持续的，还是越来越重，或者是越来越轻；孕期这个阶段的肚皮痒，发生率是怎么样的；除了肚皮痒，与孕妈妈的体质有什么关系，与孕妈妈的饮食习惯有什么关系，与孕妈妈的地理位置，以及成长环境、家庭环境、职业环境有什么关系。

小题大做是不是？这就是大小的边界，你觉得是小事，有人觉得这是大事。为什么是大事？因为这可能事关养胎，事关宝宝发育，事关月子，事关月子之后的康复，以及长期的健康。

第二，引起共鸣。

和客户沟通，切忌不要问一堆问题，却给出一点点反馈。每个问题都是一种打搅，所以每个提问机会都要珍惜着使用。目的是让客户回答一个问题，就能带出很多的发现。

为此，我们要把握自己的角色：我是谁？你是什么专家不重要，关键是要知道，在对方的眼里你是谁。

还要把握自己的目的：我想干嘛？无论你怎么掩饰，别人都可能认为你是为了生意。为了生意不用掩饰，只是不要让人以为你只是为了生意。

更重要的是，要问问自己：我凭什么？在客户眼里，你凭什么有资格服务？所以有的客户就会问：你有什么资质吗？到了这一步，无论你有还是没有，其实都没有回答对方的问题。如果你有，如何证明你的资质没有水分呢？如果你没有，那么你又凭什么呢？

这三条是引起客户共鸣的基础，没有这三个问题的明确回答，想要引起共鸣是很难的；没有共鸣，想要拿到洞察的机会也是很难的；没有洞察机会，洞察也是很难完成的；没有洞察，表达也是漏洞百出的。

希望《养胎PLUS》这本书陪伴你的健康，陪伴你的服务。

目 录

辨"症"养胎——001

孕妈妈的症状,提示了什么?——002

常见症状:

很多孕妈妈都有过的——004

孕吐,只能硬扛着吗——004
食欲不佳:吃不下,怎么养胎呢——008
胃肠反应:泛酸、腹胀、口干、口苦——011
"酸儿辣女"有根据吗——013
便秘:通便了,就是养好胎了吗——016
痔疮,不能用药怎么办——020
贫血,为什么吃了铁剂还是纠正不了——022
手脚水肿,时好时坏——027
腰疼、背疼、骨盆疼、耻骨联合疼、关节疼痛——030
什么样的身痒,不是疾病引起的——033
妊娠斑,仅仅是不美观吗——036
胎盘低置,胎盘前置——040

频发症状:

容易反复出现的——043

孕妈妈感冒了能用药吗——043
孕妈妈咳嗽怎么办——047

咽部不适、咽喉疼痛——052
鼻炎，如何跟感冒区分——054
鼻出血，吃什么好——057
牙龈出血、肿痛——061
脸上冒痘痘，一定是上火吗——064
失眠：为什么很困也睡不着——068
头晕：为什么血压正常也头晕——071
不良情绪，不容忽视——074
皮肤干燥，涂抹润肤霜也缓解不了——076
抽筋：钙也补了还是抽筋——078
湿疹，痒还不敢抓——081
漏尿，大写的尴尬——083

偶发症状：

小部分孕妈妈才有的——086

老是流口水，枕头都发黄了——086
口腔溃疡，反反复复——089
头痛，不感冒也头痛——092
出汗量大，正常吗——096
腹泻，饮食可以缓解吗——098
腹部下坠感，会发生意外吗——100
排尿困难：想尿尿不出——103
尿路感染：尿频、尿急、尿痛——106
夜尿，无法好好睡觉——108
羊水过多、羊水过少——110
阴道炎，瘙痒难忍——114

隐性症状：
需要进一步检查的——116

妊娠糖尿病，产检时才发现——116
妊娠低血糖：手抖、心慌、出冷汗——120
血脂高，自己却没啥感觉——122
妊娠高血压，会有并发症吗——127
妊娠低血压，也要重视——131
转氨酶升高：没有肝病为啥会升高——134
大、小三阳，会遗传给宝宝吗——136
甲状腺疾病：甲减、甲亢、甲状腺结节——138
ABO 溶血，难道还有方法干预——144

Chapter 2

辨"体"养胎——147
没有特别症状，养胎的依据又是什么？——148

单一体质——150

气虚体质：整天觉得"累"——150
阳虚体质：怕冷，衣服穿得多——153
阴虚体质：眼干、口干、皮肤干——156
血虚体质：眼睑淡、口唇淡——158
湿热体质：大便黏，爱长痘——160
痰湿体质：体态肥胖——163
气郁体质：郁郁寡欢——166
血瘀体质：黑眼圈，爱长斑——169

过敏体质：容易过敏——171

复杂体质——173

上热下寒：到底是寒还是热——173
脾虚湿热：脾在哪儿？湿热是怎么产生的——175
肝郁脾虚：是肝脾都出了问题吗——176
肾虚肝旺：女人也会肾虚吗——178
肝脾两虚：为什么高龄孕妇最容易显现这个体质——179

平和体质：这是复杂到极致的简单——181

Chapter 3 逐月养胎——183

每个月的养胎依据，有什么不同？——184

孕早期——189

孕一月：为什么这个月是"酸"的——189
孕二月：为什么这个月需要"静"——193
孕三月：与宝宝漂亮有关——195

孕中期——200

孕四月：与宝宝的血脉有关——200
孕五月：小心出现胎病——202
孕六月：宝宝变得健壮——205
孕七月：居处要干燥——207

孕晚期——211

孕八月：与宝宝的皮肤有关——211
孕九月：与宝宝的头发有关——213
孕十月：准备分娩——215
附：适用于所有孕月的胎教养胎法——218

Chapter 4

经典互动——221

孕妈妈常问的问题——222

桂圆到底是帮助分娩还是抑制宫缩——222
左侧卧姿带来的烦恼——223
孕妈妈到底能不能按摩——225

关于女性生命周期的问题——226

孕妈妈为什么怕热——226
平时怕冷，孕期变得不怕冷了，产后会变回去吗——227
为什么怀孕后状态变得更好/更坏——229
如何准备月子——230
哺乳期如何饮食调理——233
哺乳后期（月经来复后）的调养有什么不同——234
附1：常见食物寒热温凉归纳——236
附2：孕妈妈舌象解读举例——239

Chapter 1
辨"症"养胎

常见症状

很多孕妈妈都有过的 004

频发症状

容易反复出现的 043

偶发症状

小部分孕妈妈才有的 086

隐性症状

需要进一步检查的 116

孕妈妈的症状，提示了什么？

如果让你来猜，影响宝宝一生的关键因素中，是基因强大，还是母体环境更强大？

很多人会选择基因，我们都知道人的基因毕竟是根本么，这么猜没什么不好理解的。

最近几年，对于"疾病源自胎儿期"的研究成为热点。研究者对代孕母亲所生的孩子进行跟踪观察，发现与亲生父母的基因相比，代孕母亲对胎儿后期的发展有更大的影响力。（提醒：代孕有风险，不推荐，不提倡）

这些影响涉及诸多系统，比如高血压、糖尿病、胆固醇异常、多囊卵巢综合征、骨矿含量减少、过敏、炎症等。并且这种影响将延续到胎儿成人后的下一代，并持续下去。

这是不是颠覆了我们的认知？将来的研究会不会反转？无论怎么样，都说明孕期对宝宝非常重要。

"金元四大家"之首的医家朱丹溪在《格致余论·慈幼论》中说"儿之在胎，与母同体，得热则俱热，得寒则俱寒"，清代的《保婴易知录》也讲到"母强则子强，母病则子病，母寒则子寒，母热则子热"，也就是说，孕妈妈身体的虚实寒热，都会影响胎儿的先天体质，并伴随宝宝的出生、成长和成熟等各个人生阶段。

母体对胎宝宝的影响到底有多大，还存在许多不确定，可以继续研究，但是孕育环境对胎宝宝有影响，已是不争的事实，也早已被人们广泛接受。可是，什么叫"影响"？影响就是干预，是母体对宝宝的干预呀。干预是什么？好的干预叫改善，不好的干预那就是伤害。这么说难免让人觉得有些揪心，那宝宝所处的母体环境究竟是哪一种，由谁来判断？

很多孕妈妈从怀孕伊始，就可能出现各种各样的变化，有的人容易便秘，有的人却容易腹泻；有的人变得想吃酸的，有的人却想吃甜的；有的人头发变得枯槁发黄，有的人却变得乌黑发亮；有的人皮肤变得红润光泽，有的人却黄中带黑……所有这些，都是胎宝宝带来的，无论舒服的还是难受的，最终大多数症状会随着宝宝的出生而消失。

然而，为什么每个人的变化却不太一样，甚至相反呢？这些不同会不会在提示与孕妈妈体质及孕育环境有关？我们怎么区分这种不同，从而更好地优化胎宝宝生长发育的环境呢？

任何生命都是异常智慧的，胎宝宝的语言其实也有规律可循。及时捕捉并读懂孕期身体所释放的信号，也许我们就能掌握胎宝宝的发育状况，提前为下一阶段做好准备。

比如：孕妈妈为什么会便秘，胎宝宝是在传递什么信息呢？如果便秘症状消失了，是不是意味着孕妈妈没问题了？不全是，有时甚至适得其反。中医常说"孤证不立"，意思是任何症状都不是单纯的。如果因某一个症状的消失而失去了找到其他连带因素的机会，反而会让我们迷失方向，找不到真正的原因，也忽视了胎宝宝的"提示"。

所以，孕妈妈出现便秘，我们不单是看便秘症状的本身，还要看伴随的其他症状，才能选对最适合的方法来缓解，来养胎。

当然，每个胎宝宝都是不一样的，每个阶段也是不一样的，他（她）所释放出来的信号也不一样。这些都不算问题，只要你能读懂胎宝宝的"语言"，就游刃有余了。

> 常见症状

很多孕妈妈都有过的

一名上海孕妈妈的自述：刚刚做好检查得知自己怀上了，本来蛮高兴的，可没高兴几天就开始经历孕吐了。本来正在安稳地吃饭，但一闻到菜味就恶心，立马没有了胃口。头两个月体重不增反还变轻了，有时候还头痛。网上的方法我都用遍了，也无济于事啊。尽管孕检医生告诉我这是正常现象，但我还是期待它快点过去，早点过去，哪怕减轻点也好……

孕吐，只能硬扛着吗

孕妈妈孕吐，有什么原因？

孕吐，是早孕反应的一种，大部分孕妈妈都会经历。特别是在早上和晚上会犯恶心，或者没有任何原因地呕吐。

一般来说，孕妈妈在 4~8 孕周会出现恶心、呕吐症状，到 9~11 孕周达到高峰。部分孕妈妈在 14~18 孕周时孕吐症状会有所改善，而 90% 的孕妈妈要持续到 22 孕周孕吐症状才完全消失。

至于为何会发生孕吐，目前其实并不十分明确，可能与以下一些因素有关。

▶ 怀孕后体内激素水平的变化，使孕妈妈的嗅觉和对气味的敏感度提高了。

▶ 孕妈妈体内的雌激素对胃肠道内平滑肌的刺激作用，不仅容易令人产生恶心呕吐，而且使肠胃变得脆弱，对孕早期的各种变化更为敏感，就更容易感到难受。

▶ 有的孕妈妈因为怀孕而倍感"压力山大"，更容易产生恶心和呕吐感。

传统中医的理解是，怀孕以后，月经停闭了，那么血海之血藏而不泻，再加上阴血下聚以养胎元，导致冲脉之气相对有余，故而上逆犯胃，胃失和降而致呕吐。

专家们还发现，怀孕前容易晕车、晕船、偏头痛，以及怀的是双胞胎或多胞胎的准妈妈，孕吐会更严重些。

孕吐对孕期有什么影响？

一般的孕吐反应，我们不必担心会对胎儿的营养供给产生影响。因为在妊娠初期，胎儿处于器官的形成阶段，而非生长发育期，这个时期对营养的需求是相对比较少的。即便孕早期出现体重没有增加，甚至还有所减少的情况，孕妈妈体内的储备营养一般也是足够供应胎宝宝的。

少数孕妈妈早孕反应比较严重，恶心呕吐频繁，以致不能进食，呕吐物除食物外，甚至可能还有血性物或胆汁，严重影响身体健康。这就是"妊娠剧吐"了，需要去医院进行治疗。

孕吐，如何缓解，又提示我们如何养胎呢？

1　孕吐，伴随疲劳嗜睡

如果怀孕前就消化不好，饭后感觉饱胀，大便稀溏不成形；怀孕后呕吐，吃不下东西，口中淡而无味，同时还伴有头晕、精神不振、疲劳乏力、嗜卧嗜睡等症状，见舌淡苔白，这提示脾胃虚弱。

这时可以吃些既能养胃健胃，又能和胃止呕的养胎食物。比如：

• 粳米炒香，与大枣煮粥，最后加少许生姜汁服用。

2 孕吐，伴随口苦呕酸

如果呕吐不欲饮食，同时还伴有口苦、咽干、呕吐酸水或苦水，或者胸胁作胀、心烦、急躁等症状，见舌质偏红，苔黄而干，这提示肝胃不和。

这时可以吃些既能疏肝和胃，又能止呕的养胎食物。比如：

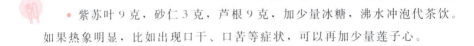

- 紫苏叶 9 克，砂仁 3 克，芦根 9 克，加少量冰糖，沸水冲泡代茶饮。

如果热象明显，比如出现口干、口苦等症状，可以再加少量莲子心。

3 孕吐，伴随口中黏腻

如果呕吐物多而黏稠，同时还伴有口中黏腻感，见舌质偏胖，苔白腻或黄腻，这提示痰湿中阻。这可能跟平时饮食较为油腻或形体较胖有关。

这时可以吃些既能健脾化痰，又能止呕的养胎食物。比如：

- 陈皮 6 克，生姜 3 片，沸水冲泡或煎汤代茶饮。

4 孕吐，伴随眼眶下陷

如果因为呕吐剧烈，出现精神萎靡，形体消瘦，眼眶下陷，双目无神，或者四肢乏力，尿少，发热口渴，见舌红无津，苔薄黄或光剥，这是因久吐不止而阴液亏损，精气耗散了。

这时可以吃些既能益气养阴，又能和胃止呕的养胎食物。比如：

- 鲜藕 250 克，粳米 100 克，红糖或蜂蜜适量，煮粥服用。

缓解孕吐的方法还有哪些？

起床前吃些烤馒头或咸味的苏打饼干。通常孕吐反应多数是在早晨起床活动后或早餐后反应较强，孕妈妈可以在起床前吃一点烤馒头或咸味的苏打饼干，能在一定程度上缓解孕吐。

服用维生素 B_6 可以一定程度地缓解孕吐。另外，也可选择富含维生素 B_6 的食品来代替，如麦芽糖、香蕉、马铃薯、黄豆、胡萝卜、核桃、花生、菠菜等。

有些既营养又能缓解孕吐的食物，孕妈妈也可以适当选择，比如燕麦面包、麦片、杂粮粥、杂豆粥、牛奶、酸奶、蛋羹、酸汤水饺、新鲜水果和蔬菜等。

清淡平和，少食多餐。《达生篇》里建议："宜淡泊，不宜肥浓，宜轻清，不宜重浊，宜甘平，不宜辛热。"因此，建议孕妈妈选择喜食之物，少量多餐，或多食凉爽清口之物，忌食辛辣坚硬食品。注意尽量避免烹饪气味的不良刺激，以免引起呕吐的发作。

刺激内关穴。内关穴位于前臂前区，距腕横纹向上三指宽处。孕妈妈可用一只手的拇指稍用力向下点压对侧手臂的内关穴，保持压力不变，继而旋转揉动，以产生酸胀感为度。此穴能有效地缓解孕吐。

耳穴贴压法，也不妨一试。用王不留行籽贴压耳部肝、脾、胃、肾、神门、耳迷根、额、颞、枕等穴位，以调和肝脾、降逆止呕。

穴位敷贴法，以中脘、上脘、双足三里、内关为主穴，在医生指导下随症加减，以达到降逆止呕的效果。

TIPs

- 妊娠期间，不论是食疗还是药物，都应该量少而精，少量频服。
- 睡眠不足、运动较少、情绪紧张、衣服太紧，都容易引发或加重孕吐，孕妈妈都要稍加留意。

大多数的孕吐，会随着妊娠月龄的增加而逐渐消失。只有极个别的孕妈妈一直孕吐到分娩，但一般在分娩后，孕吐也会自然消除。

> 一名二胎孕妈妈的咨询：我自从怀孕后就一直食欲不佳。一开始是有孕吐反应，都说到孕中期食欲就会好转的，我现在都快8个月了，始终没有很好的胃口，也没有饥饿感，吃饭也就是完成任务而已。我看到周围的孕妈妈，很多人都"馋"得很，经常带着吃的来产检，我好羡慕啊。营养医生也给我开了营养食谱，可是我吃不下呢，咋办？我这样怎么养胎啊？

食欲不佳：吃不下，怎么养胎呢

孕妈妈食欲不佳，有什么原因？

孕妈妈出现食欲不佳或者食欲过旺，都属于"食欲异常"。一方面跟孕妈妈原本的体质有关，另一方面跟孕后体内的激素变化、情绪波动和胎儿生长情况有关。

我们先来分析食欲不佳的原因：

▶ 孕早期，主要是因为早孕反应的影响，由恶心呕吐发展为食欲不佳。另外，很多孕妈妈在孕早期容易出现抑郁、焦虑、喜怒无常，也会加重食欲不佳的情况。

▶ 孕中期，子宫逐渐增大，压迫了肠胃，导致肠道排空比平时慢了许多。所以孕妈妈吃了东西之后老是不容易消化，进而影响到食欲。

中医认为，孕妈妈食欲不佳的主要原因是冲脉之气上逆，胃失和降，或者脾胃虚弱，或者肝胃不和所致。

食欲不佳对孕期有什么影响？

一般来讲，轻微的食欲不佳，没什么大的影响。但是如果食欲不佳到了厌食的地步，应及早到医院请医生进行必要的治疗，否则对宝宝的发育与成长不利，同时也可能影响孕妈妈自身的健康。

食欲不佳,如何缓解,又提示我们如何养胎呢?

1　食欲不佳,伴随胃胀疲劳

如果食欲不佳,同时还伴有胃部胀满不舒服、恶心呕吐、全身乏力、气短、懒得讲话、脸色发白而没有血色、精神不振等症状,见舌淡苔白,这提示脾虚气滞。

这时可以吃些既能健脾理气,又能消食开胃的养胎食物。比如:

- 党参10克,陈皮6克,茯苓15克,山药20克,砂仁3克,煎汤代茶饮。

2　食欲不佳,伴随身重水肿

如果食欲不佳,同时还伴有胸胁、胃腹部胀闷窜痛,恶心欲吐,肢体困重,头晕嗜睡,或有浮肿等症状,见舌苔白腻,这提示湿阻气滞。

这时可以吃些既能健脾化湿,又能开胃止呕的养胎食物。比如:

- 陈皮6克,茯苓15克,砂仁3克,苏叶6克,竹茹5克,煎汤代茶饮。

3　食欲不佳,伴随嗳气抑郁

如果食欲不佳,同时还伴有胃部、胁肋部胀满疼痛,嗳气打嗝,吞酸,情绪抑郁等症状,这提示肝胃不和。

这时可以吃些既能疏肝理气,又能开胃消食、止呕的养胎食物。比如:

- 佛手6克,苏叶6克,薄荷5克,炒麦芽10克,竹茹5克,玳玳花9克,煎汤代茶饮。

缓解食欲不佳的方法还有哪些?

饭菜尽可能色香味俱全,少食多餐,引起食欲。

食用酸味的新鲜水果提高食欲，帮助消化，如樱桃、杏、杨梅、酸枣、石榴、葡萄、橘子、猕猴桃等。

那么，食欲旺盛正常吗？需要干预吗？

大多数孕妈妈的胃口是非常好的。一者，是因为要孕育胎儿，需要足够多的营养；二者，孕妈妈可能会因为激素水平的关系，比较容易饥饿；三者，到了孕晚期，即将面临生产，身体需要储存大量的能量。

孕妈妈食欲大增，一般不需要特殊处理，但一定要注意控制饮食，每天应当定时定量，控制体重。进食过多，会使妊娠高血糖、高血脂、高血压的风险增加；还可能造成胎儿发展过快，对孕妈妈的膀胱或肾脏造成挤压，而且胎儿体重过大的话，难产风险也会增大。

因此，孕妈妈要学会调整自己的饮食结构，采取少食多餐的方式，以清淡有营养的食物为主，可以多吃一些豆类、鱼类食物。

如果食欲过旺，还伴有心慌、手抖等症状，就要去医院排除甲亢、糖尿病等疾病。

食欲过旺，中医认为是胃火偏亢。在妊娠期间，不宜过分进食寒凉食物，可以选择一些具有消食健胃作用的食疗方。比如：

- 食欲亢进，胃脘痞胀：生麦芽15克，陈皮6克，萝卜100克，煮汤服用。
- 食欲亢进，大便不畅：蒲公英30克，煎汤服用。

一般而言，分娩后激素逐渐恢复正常，胃肠道也不再受子宫压迫，也没有胎宝宝特殊的需求，食欲不佳或者食欲旺盛这些食欲异常现象都会得到缓解。

一名上海孕妈妈的咨询：我现在是孕中期了，有个非常奇怪的现象——老是觉得口渴，尤其一觉醒来喉咙干得冒烟，有时候还口苦。跟别人说吧，总要我多喝水、多喝水，可是多喝水根本不解渴，所以我现在都懒得说了……产检医生告诉我，这是孕妈妈常见的"胃肠反应"，有的孕妈妈还可能出现泛酸、腹胀等症状呢。老师，从养胎的角度，我该怎么办？

胃肠反应：泛酸、腹胀、口干、口苦

孕妈妈胃肠反应，有什么原因？

怀孕早期体内的激素发生很大的变化，同时生理功能也在变化。孕妈妈除了孕吐，也常有泛酸、腹胀、口干、口苦等消化道反应，这与胃酸分泌紊乱，消化功能减弱有关。

腹胀，还可能是因为孕激素作用使胃肠道平滑肌张力减低、活动减弱，胃肠蠕动减弱所致。

有国外报道称，超过45%的女性在妊娠期会出现烧心、泛酸等症状。这也跟雌孕激素水平增高，使下食管括约肌处于低张状态有关。

另外一个容易泛酸的原因是，孕妈妈子宫增大会引起胃内压及腹内压增大，进而增加了胃-食管反流的风险，这种泛酸在妊娠晚期表现得尤其明显。

原本就有胃肠道疾病的孕妈妈，怀孕后胃肠反应可能更为明显。

胃肠反应对孕期有什么影响？

除了难受，给孕妈妈"添堵"，一般来说，轻微的胃肠反应，对母子健康影响不大，孕妈妈不必担心。

胃肠反应,如何缓解,又提示我们如何养胎呢?

1 口干口苦,伴随便秘心烦

如果出现口干口苦,同时还伴有便秘、心烦等症状,见舌红苔少,这提示阴虚内热。通常孕妈妈多呈阴虚状态,而阴虚则会滋生内热,使体内津液不足。

这时可以吃些滋阴生津的养胎食物。比如:

- 芦根12克,葛根12克,煎煮代茶饮。

还可以适当多吃些水果,补充维生素和津液。

2 口干,伴随舌苔厚腻

如果喝水也不能缓解口渴,见舌苔厚腻,这提示湿阻中焦,津液不能上承。

这时可以吃些健脾化湿的养胎食物。比如:

- 陈皮6克,生姜6克,砂仁3克,沸水冲泡代茶饮。

3 泛酸、口苦

泛酸、口苦,往往伴有呕吐、心烦、胸胁作胀等,这提示肝胃不和,多为饮食不节、情志失调,以致胃气上逆、升降失常。

这时可以吃些疏肝理气、降逆和胃的养胎食物。比如:

- 陈皮6克,佛手6克,砂仁3克,紫苏梗6克,沸水冲泡代茶饮。

4 腹胀

引起腹胀的原因较多,比如脾胃气滞、脾胃虚弱、湿阻中焦、肝气郁滞等都会导致脾胃气滞。

相关缓解腹胀及胃肠反应的方法可参考"孕吐"章节。

一般而言,分娩后没有了激素的影响,子宫对肠道的压迫也消失了,这些胃肠反应也会随之消失。

> 一名年轻孕妈妈的咨询:我自从怀孕后,特别喜欢吃酸的东西,医生跟我说这是"孕期口味偏嗜"。家里长辈说,如果喜欢吃酸东西的话,怀的是儿子;如果喜欢吃辣的话,怀的是女儿,这种说法有道理吗?

"酸儿辣女"有根据吗

孕妈妈口味偏嗜,有什么原因?

"酸儿辣女"实际上是使用了互文的修辞手法,意思是女性怀孕后喜欢酸辣等口味的食物。

孕妈妈出现食欲下降、对气味敏感、嗜酸或嗜辣,甚至想吃些平时并不喜欢吃的食物,都属于正常的妊娠生理反应。原因是怀孕后体内的激素水平发生变化,抑制了胃酸的分泌,降低了消化酶的活性,这样一来,就会影响食欲,改变人的味觉和嗅觉。

酸辣等刺激味觉能增加食欲、利于食物的消化和吸收。其实不只是酸和辣,孕妈妈可能对某些食物的渴望也增强,也许突然爱吃某种菜系,也许偏爱甜的或者肉类,与胎儿性别无直接关系。而为了生男或生女去刻意吃酸的或辣的食物,就更是没有道理了。

中医认为,"五味"与"五脏"有对应关系,从孕妈妈偏嗜的味道来看,可能提示对应脏腑气血阴阳的偏颇,这也是我们养胎的依据。

口味偏嗜对孕期有什么影响？

一般来讲，口味偏嗜不会危及胎宝宝。只是个别孕妈妈如果严重偏食，过量吃酸辣或甜咸的食物，可能会增加糖尿病、高血压、牙周病、水肿等疾病的风险。

中医学认为，五味（酸、苦、甘、辛、咸）源于天地之气，五脏对五味各有所主，五味对五脏各有所归，即酸入肝、苦入心、甘入脾、辛入肺、咸入肾。长期的五味偏嗜会引发五脏的"连锁反应"，不利于健康；反之，五脏气血阴阳的变化会影响舌的味觉功能，使人对五味的喜恶发生改变，产生不同的饮食嗜味或口味的突然变化。

口味偏嗜，如何缓解，又提示我们如何养胎呢？

1 喜欢酸味

"酸入肝"，酸味对肝有滋养作用，孕妈妈喜酸，可能提示肝血不足。孕妈妈身体本能地想吃酸的食物来平衡，这实际上是人体的一种代偿性反应。

现代营养学认为，酸性食物可提高钙、磷等元素的吸收。孕妈妈可以适当吃些西红柿、橘子、杨梅、石榴、柠檬、葡萄、绿苹果等酸味食物。

但是，酸味的食物也不能过食，虽然五脏的滋养依赖于五味，但是过用五味却反而会损害五脏的协调关系。"味过于酸，肝气以津，脾气乃绝"，意思是，过食酸味食物可能导致肝失疏泄，气机不畅，还可能引起胃肠道痉挛及消化功能紊乱。

2 想吃苦味

"苦入心"，嗜食苦味的孕妈妈，往往心火内盛，多伴随心悸、失眠、口角生疮、舌尖红等。

孕妈妈可适当吃些苦瓜、莲子心、芥蓝、苦丁茶等，来清热泻火，补养心气。

而"味过于苦，脾气不濡，胃气乃厚"，苦味食物吃得太多，不仅损伤心气，还可能引起食欲不佳、腹部冷痛、拉肚子等脾胃虚寒症状。还有研究表明，经常摄取苦味食物及凉茶会引发骨关节系统疾病。

3　喜欢甘甜

"甘入脾"，甘味对脾胃有滋养作用，喜欢吃甘甜的孕妈妈，可能提示脾虚，身体需要适当增加些甘甜的食物来补养。

孕妈妈不妨顺应身体的提示，适当吃些味甘但糖分比较低的食物，比如山药、南瓜、米饭、红薯、藕、豆类、枇杷、猕猴桃等。这些食物不仅能补养气血、调和脾胃，还能缓解疼痛和痉挛。

但是，"味过于甘，肾气不衡"，甜味的东西吃多了就会使头发失去光泽甚至脱落；还可能困阻中焦，形成痰湿，反而伤脾，出现食欲不佳、消化不良的症状。现代营养学也发现，嗜甘可能增加龋齿、妊娠糖尿病、肥胖等的风险，还会引起身体缺钙及维生素 B_1 的不足。

4　想吃辛辣

"辛入肺"，偏嗜辛味的孕妈妈往往也是生理上需要宣发肺气以缓解症状的一种自然选择。

食物当中辛味的葱、姜、蒜等，可发散风寒，调理气血。

同理，过犹不及，"味过于辛，筋脉沮弛，精神乃央"，意思是，长期偏嗜辛辣，容易导致肺气宣发太过，气机耗散，耗伤精神，出现腰疼、麻木、疲劳、头昏脑胀等。长期偏嗜辛辣还容易引发口苦、心烦、口干、便秘等内热症状，以及一些胃肠道疾病和肛肠疾病。

5　喜欢咸味

"咸入肾"，偏嗜咸味的孕妈妈可能提示肾气不足，因为适当的咸味对肾有滋养作用，这也是身体的一种代偿性反应。咸味食物指海带、海藻、紫菜、螃蟹等天然咸鲜的食物，而不是指食盐。

同样的，"味过于咸，大骨气劳，短肌，心气抑"，过食咸味可能会损伤肾脏，从而造成肾气亏虚，出现腰酸背痛、遗尿等。现代营养学认为，过食咸味可能引发高血压、心脏病、水肿等。

此外，孕妈妈平时也要有意识地减少盐的摄入量，控制在 5～6 克以内，以防味蕾迟钝，陷入越吃越咸的恶性循环。

总之，孕妈妈可以根据身体发出的"信号"，适量摄入五味，能对相应脏腑产生滋补的功效。但是不能过量，过食反而会损害五脏。中医的这个"中"，中庸之道也，凡事讲究一个"适当"，过犹不及。

TIPs

- 酸味食品山楂，不适合孕妈妈食用。如山楂原为消食健胃的好食品，但山楂同时具有行气化瘀的作用，孕妈妈过量服用可能会导致宫缩。
- 至于重口味，这是饮食习惯使然，味蕾长期受刺激过重，口味就越吃越重，这不属于饮食偏嗜范畴。这就好比你把味蕾给"惯坏"了，味道不重的刺激，味蕾就"懒"得反应了。

一般而言，分娩后，没有了激素的影响，口味偏嗜基本就消失了。

一名上海孕妈妈的自述：自从怀孕后就一直便秘，有时大便还带血。一开始吃点香蕉还能管用，后来吃再多都无济于事了，即使天天吃水果蔬菜、吃粗粮和酸奶都没有效果。每次大便时都很受罪，肛门周围的肉和骨头都疼，走路连腰都直不起来，还整天打嗝嗳气，胃口也开始变差。有时会觉得烦躁，甚至会感到焦虑，自己也知道负面情绪对胎宝宝不利，却难以自制，这简直就是要疯的节奏。

便秘：通便了，就是养好胎了吗

孕妈妈便秘，有什么原因？

主要是因为孕妈妈体内的孕激素含量增加，由于孕激素的作用使胃酸的分泌减少，胃肠道平滑肌张力降低，蠕动能力也减弱，导致食物通过肠道的速度变缓。这样一来，肠道吸收的水分就偏多，大便变得干燥。

叠加的原因是，逐渐增大的子宫压迫肠道，导致肠蠕动减慢，同时腹部肌肉的活动也受限，导致排便无力。因此，孕妈妈就比较容易便秘，甚至发生痔疮。

怀孕前就经常便秘的孕妈妈，孕后发生便秘的可能性就更大了。

有文献指出，孕前 BMI > 24 kg/m² 的孕妈妈，功能性便秘的患病率很高，这可能与肥胖女性多偏好高蛋白质、高脂肪的食物，而忽视蔬菜的摄入有关。

便秘对孕期有什么影响？

一般来讲，便秘不会危及胎宝宝。个别妈妈可能会因为长期便秘或严重便秘，而引起腹痛腹胀、肠梗阻、早产、产程延长、难产等。因此，严重便秘的孕妈妈还是应该引起重视。

通便，也许不是什么十分困难的事情，问题是，大便通了，是否就算是真正养好胎了呢？当然不是。发生便秘的体质原因，也许对胎宝宝的影响更大。

便秘，如何缓解，又提示我们如何养胎呢？

1 大便干硬，伴随燥热不安

如果大便干结难解，同时还伴有口干口臭、面红身热，或者腹胀腹痛，心烦不安，小便黄而少等症状，见舌质红，舌苔干燥发黄，这提示身体偏热。

这时可以吃些既能润燥滑肠，同时也能清热除烦、止渴生津的养胎食物。比如：

- 菠菜250克，空心菜250克，焯水，熬汤，饮汤食菜。
- 鲜笋100克，芹菜100克，煮熟作为凉拌菜食用。
- 蒲公英15克，金银花12克，煎汤代茶饮。

2 　 大便秘结，伴随腹胀嗳气

如果大便秘结，同时还伴有嗳气，胸胁胀满，胃不舒服，食欲不佳，或者腹痛，烦热，口干等症状，见舌质淡红或红色，舌苔薄而腻，这提示气机不畅，气滞。

这时可以吃些既能润燥滑肠，同时也能消食除胀、行气降气的养胎食物。比如：

- 海参 10 克，陈皮 5 克，猪大肠 1 副，煲汤服用。
- 油焖萝卜。
- 瓜蒌仁 10 克（打碎），鲜橘皮 10 克，绿茶 3 克，泡茶服用。

3 　 排便困难，伴随气短懒言

如果有便意，但无力排便或难以排出，大便不一定干，同时伴有便后疲劳，汗多，气短，平时精神不振，懒得讲话等症状，见舌质淡，舌苔发白，这提示气虚，无力推动。

这时可以吃些既能润燥滑肠，同时也能健脾补气的养胎食物。比如：

- 黑芝麻 60 克（磨粉），黄芪 20 克，熬汁，加适量蜂蜜，不时服用。
- 粳米 100 克，熬粥，再混合牛奶 250 毫升，加适量蜂蜜服用。
- 芝麻核桃粉，不时服食。
- 松子仁 30 克，粳米 100 克，熬粥，加蜂蜜适量服用。

4 　 大便秘结，伴随头晕唇淡或者唇干少津

如果大便秘结，同时伴有头晕眼花，脸色没有光泽，或者失眠多梦，健忘，心慌，气短，口唇淡等症状，见舌质淡，舌苔发白，这提示血虚。

如果大便干燥如羊屎，数日不解或难解，同时伴有形体消瘦，头晕，耳鸣，或者腰酸，腿发软，两颧发红，夜里出汗等症状，见舌质红，舌苔干燥，没有什么水分，这提示阴虚。

这时可以吃些既能润燥滑肠，同时也能补血养阴的养胎食物。比如：

- 当归 10 克，杏仁 10 克（熬汁），加入黑芝麻 30 克，粳米 50 克，熬粥，调入适量蜂蜜服食。
- 桑椹 500 克，地黄 200 克，熬汁，加入等量蜂蜜，收膏。每次 1 匙，每天 3 次。
- 桑椹 60 克，黑芝麻 60 克，粳米 30 克，白糖 10 克，熬粥，每天适量服用。
- 黑芝麻、核桃仁、松子仁各 20 克（磨粉），加入蜂蜜适量。每天取适量服用，每天 2 次。

缓解便秘的方法还有哪些？

适当服用小麦纤维素、乳果糖等，服后不被全身吸收，其水分保留在肠道内，可增加粪便的含水量，软化粪便，温和缓解便秘。

每天坚持适量运动，如散步、体操等，可以通过腹肌收缩以促进肠蠕动，预防或减轻便秘。

保持心情愉快，也有助于排便。有研究显示，焦虑、抑郁等精神心理因素，会影响胃肠平滑肌的蠕动，增加便秘的发生率。

培养良好的排便习惯。可以在早餐前先空腹饮 1 杯白开水，能很快产生便意。

饮食这样吃，有助于缓解便秘：

- 多喝水，不要以果汁饮料代替。
- 多食富含纤维素和维生素的蔬菜，如芹菜、萝卜、菠菜、芦笋、苋菜、胡萝卜、土豆、豆类等。
- 适量食用富含纤维素的水果，如火龙果、越莓果、苹果、梨等。
- 适量食用的粗粮，如全麦面包、荞麦片、玉米、糙米、燕麦等。
- 适当增加富含脂肪酸的食物，如坚果、芝麻、脂肪含量较多的鱼、芝麻油、橄榄油、亚麻油等。
- 适当吃些酸奶，平衡肠道菌群，减少肠内毒素。
- 适当吃些产气食物，如姜葱、蜂蜜、乳糖等。
- 少吃辛辣刺激的食物，如烟、酒、咖啡、浓茶以及辣椒、胡椒粉、咖喱等辛辣调味品。

> **TIPs**
> - 慎用泻药和灌肠法,孕晚期容易引起早产。
> - 慎用开塞露,以免形成依赖,除非医生认为有必要。

一般而言,分娩后子宫对肠道的压迫消失了,也没有了激素的影响,肠蠕动会慢慢恢复正常,便秘会有所缓解。

> 一名上海孕妈妈的自述:自从怀孕以来,我经历了各种折磨,诸如孕吐、皮肤变差、妊娠纹……便秘还时不时"光顾"一下。这都不算什么,最最要命的是痔疮,下面总夹着个东西,有时大便还出血,出血量有几次还不小,又不敢用药,真的是欲哭无泪……

痔疮,不能用药怎么办

孕妈妈发生痔疮,有什么原因?

主要原因是孕妈妈的腹压比往常要高,子宫随着孕周增加而逐渐增大,下腔静脉受压情况日益加重,尤其是当胎位不正时,压迫更为明显。

此外,孕妈妈活动量相对减少,再加上孕激素作用使胃肠蠕动减慢,导致便秘或排便困难,更易诱发痔疮。

据统计,我国孕妈妈痔疮的发病率高达 75%～85%,并且与年龄有关,高龄产妇的痔疮发病率则更高些。

中医认为,痔疮,其一归因于脏腑素来比较虚弱,静脉壁也薄弱,加之久坐或负重远行,长期便秘或拉肚子,大便困难或有长久蹲厕所的坏习惯,以及喜食辛辣肥甘之品,导致风燥湿热下迫,气血瘀滞不行,阻于肛门,结而不散而产生痔疮；其二是因为气血亏虚，摄纳无力，气虚下陷，导致痔核脱出。中医从人体生长发育的规律来看，高龄产妇更容易发生"气虚下陷"型痔疮，因为"年四十而阴气自半"。

痔疮对孕期有什么影响？

一般来讲，痔疮不会危及胎宝宝。但如痔疮急性发作，疼痛剧烈，便血，或者痔核脱出有坏死可能者，应及时去医院就诊。

痔疮，如何缓解，又提示我们如何养胎呢？

1 痔疮，伴随口干便黄

如果便血色鲜，量较多，痔核脱出，肿胀疼痛，同时还伴有口干但又不想喝水，口苦，小便黄等症状，见舌苔黄腻，这提示湿热下注。

这时可以吃些既能清热利湿，同时也能止血的养胎食物。比如：

- 蒲公英 15 克，槐花 12 克，荷叶 15 克，煎汤代茶饮。

2 痔疮，伴随乏力便溏

如果肛门坠胀，痔核脱出，需用手托才能回去，大便带血，色鲜红或淡红，病程日久，同时还伴有脸色无光泽、血色，精神不振，疲劳乏力，食欲不佳，大便稀溏不成形等症状，见舌淡苔白，这提示脾虚气陷。

这时可以吃些补气升提的养胎食物。比如：

- 黄芪 15 克，葛根 12 克，陈皮 6 克，大枣 3 枚，煎汤服用。

缓解痔疮的方法还有哪些？

对于初次发病且症状较轻的孕妈妈，应多休息，减少站立，避免久坐不动,不要从事过重体力劳动。
- 伴有便秘的孕妈妈,可参照本书"便秘"章节的方法,也能缓解痔疮。
- 肛门轻度痔核突出的孕妈妈,可以用温水清洗坐浴。
- 每天做提肛运动有助于预防和控制痔疮。

一般而言,因为分娩时的用力,使痔静脉充血加剧,产后痔疮的发生率可能更高。

> 一名孕妈妈的咨询:我在怀孕4个月时检查出贫血,起初没什么症状,接下来的2个月逐渐开始出现头晕眼花、睡眠不好,有时还心慌。家人也总说我脸色不好,没有血色。医生给出的营养建议,我们一直努力全部去做到,开的铁剂我也坚持在吃,但还是没啥改善。我还能做点什么去改善贫血呢?哪怕降低一点对胎宝宝的影响也好啊……

贫血,为什么吃了铁剂还是纠正不了

孕妈妈贫血,有什么原因?

育龄女性由于月经、妊娠、分娩、哺乳、避孕等多种原因,成为贫血高发的特殊人群,而孕妈妈的缺铁性贫血更为常见。

这是因为胎儿、胎盘的生长发育,需要从母体中摄取铁来制造血液、肌肉和器官等;同时,孕妈妈血容量会逐渐扩张,而能携带、运送氧气的红细胞却并没有增加。铁元素是构成红细胞的主要原料,所以孕妈妈体内储备的铁一旦不够用,摄入铁量又不够时,就容易导致孕妈妈发生缺铁性贫血。尤其到了孕中晚期,孕妈妈对铁的需求量与日俱增。

中医认为贫血多与血虚有关。怀孕后气血下行,充养胎元,致母体气血相对不足。再加上孕期脾胃运化功能相对较弱，气血生化能力也降低了。

贫血对孕期有什么影响？

随着贫血症状的增加，孕妈妈及胎宝宝可能出现缺氧现象，致使不良妊娠的发生。而且，贫血在妊娠各期对母婴均可造成一定危害，所以孕妈妈要高度关注。

为什么有些孕妈妈服用铁剂改善不明显呢？

原因之一：贫血，不一定是因为缺铁。

原因之二：孕妈妈的体质因素，导致铁的吸收能力不佳。

原因之三：有些饮食等因素可能影响了铁的吸收。

让我们一起来了解下发生贫血的不同原因，这样，我们才能针对性地做些补充或治疗。

1 妊娠期贫血最常见的是缺铁性贫血

在我国，这种贫血的平均发生率大约为30%。有研究表明，随着孕周的增加，贫血的发生率将逐渐增高，到孕20周后可能会有所好转，但铁缺乏率可高达80%。

目前缺铁性贫血的治疗主要是服用铁剂。一般建议从小剂量起，逐步增加剂量。推荐铁剂与饮食同时服用，可以减轻消化道反应，也利于铁剂的吸收。

对于口服疗效差，或者对口服铁剂不能耐受，或者病情较重的孕妈妈，医生们会考虑用注射法来补充铁。对于重度贫血，或已近预产期且需手术者，医生也会考虑采用输全血或浓缩红细胞，迅速纠正贫血。

2 另一种妊娠期常见的贫血为叶酸缺乏性贫血

这种贫血主要发生在妊娠后期或产褥期，一般为轻、中度贫血，血红蛋白为60~90克/升。

其主要原因是，由于胎儿的因素使得孕妈妈对叶酸的需求显著增加，而饮食上又不能相应地增加叶酸的摄入，比如偏食、烹调不当、妊娠剧吐等。

对于叶酸缺乏性贫血的预防，建议所有的孕妈妈，尤其是有叶酸缺乏高危因素的孕妈妈，如慢性疾病、慢性溶血性贫血、连续妊娠、青少年妊娠和多胎妊娠等，应该常规补充叶酸。因为我们都知道，妊娠期叶酸缺乏容易造成胎儿神经管发育畸形、早产、胎盘早剥和低出生体重。

对于已经出现叶酸缺乏性贫血的孕妈妈，建议每天口服叶酸 10~30 毫克，直至分娩后 2 周。

这种类型的贫血，只一味地补充铁剂，当然效果不显。

3 两种不多见的贫血是再生障碍性贫血和地中海贫血

这两种贫血都比较严重，需要进行有针对性的治疗。

贫血，如何改善，又提示我们如何养胎呢？

一般来说，贫血可以通过补气养血、健脾和胃来改善。比如可以在医生指导下选择诸如黄芪、当归、党参、白术、大枣等药材来补中益气、健脾益肺、补血养阴，增强机体免疫力，增强机体造血功能。

可以根据不同的伴随症状，有针对性地通过食疗来养胎。

1 贫血，伴随神疲面白

如果贫血，同时还伴有精神不振、疲劳乏力、脸色发白或发黄等症状，这提示气血不足。

这时可以吃些补气养血的养胎食物。比如：

- 四红粥：赤小豆、红枣、花生（带红衣）各 50 克，糯米 300 克，红糖适量，煮粥服用。

2 贫血，伴随健忘失眠

如果贫血，同时还伴有疲劳乏力、健忘失眠等症状，这提示体弱气虚，心血不足。

这时可以吃些健脾益气、养血安神的养胎食物。比如：

- 养血粥：糯米 100 克，赤小豆 20 克，红枣 10 个，莲子 10 克，龙眼肉 15 克，生山药 20 克，白扁豆 10 克，煮粥喝。
- 养血安神饮：桑椹 12 克，龙眼肉 9 克，枸杞子 10 克，大枣 5 枚，共煎煮，当茶饮。

3　贫血，伴随头晕视弱

如果贫血，同时还伴有体质虚弱、头晕眼花、视力减退等症状，这提示阴血不足。

这时可以吃些滋养阴血的养胎食物。比如：

- 菠菜鸭血汤：菠菜 80 克，鸭血 50 克，嫩豆腐 20 克，枸杞子 20 克。

4　贫血，伴随乏力肢冷

如果贫血，同时还伴有乏力、怕冷、四肢发凉等症状，这提示阳虚血弱。
这时可以吃些温阳散寒、养血的养胎食物。比如：

- 排骨花生汤：猪小排 500 克，花生 80 克，胡萝卜 100 克，生姜 20 克。

改善贫血的方法还有哪些？

增加膳食中铁元素的摄入量。食物中的铁主要以血红素铁和非血红素铁两种形式存在，前者更容易被人体吸收，主要存在于动物性食物中，如瘦肉、肝脏、动物血。

- 有缺铁性贫血的孕妈妈，每天最好食用 40～75 克红肉。动物肝脏补血效果很好，但由于其胆固醇高，建议采用少量多次原则，比如每周 2 次猪肝，每次 50 克。对于猪肝，为了避免安全隐患，孕妈妈一定要把猪肝彻底煮熟透再吃。

- 植物食物中的铁为非血红素铁,它主要以 $Fe(OH)_3$ 的形式存在,需要在十二指肠还原成二价铁离子后才能被吸收,主要存在于蔬果和全麦食品中。
- 另外,红色、黑色和深绿色食物如黑米、黑豆、红枣、桑椹、木耳、芝麻、菠菜等含铁量也较高,可以作为辅助补充。

维生素C可促进铁的吸收,帮助制造血红蛋白,改善贫血症状。像菜心、西兰花、青椒、西红柿、南瓜、橙子、草莓、猕猴桃、鲜枣、樱桃、柠檬等都富含维生素C。孕妈妈在进食高铁食物时,不妨搭配这些果蔬一起吃。

优质蛋白有利于补血。蛋白质是合成血红蛋白的原料,建议孕妈妈每天补充80克左右优质蛋白,如瘦肉、蛋、豆类及豆制品等,把荤素搭配起来吃。

增加维生素 B_{12} 和叶酸的摄入量。维生素 B_{12} 和叶酸是合成血红蛋白必需的物质,充足的摄入量可保证红细胞的正常增长。维生素 B_{12} 主要存在于肝脏、肉类和海产品等动物性食物中。叶酸广泛存在于各种动物性食物中,比如肝脏、蛋类等。另外,酵母、豆类中叶酸的含量也较为丰富。

当食物的质量不佳时,除铁以外的营养素摄入也会受到影响,包括维生素A、锌、钙、维生素 B_2 和维生素 B_{12}。这些营养素的缺乏可加重贫血的程度,这种情况下单独补铁或叶酸以纠正营养性贫血并不十分有效,可考虑更为合适的营养素补充配方。

TIPs

一些影响铁吸收的因素:
- 绿叶蔬菜富含草酸,生吃会阻碍铁的吸收。
- 钙剂与铁剂混用易发生反应,生成难溶性的混合物,而导致铁的吸收率降低。通常服用钙剂前后1小时内不可补铁。
- 牛奶及一些中和胃酸的药物会阻碍铁质的吸收。
- 饮用茶和咖啡在一定程度上也会降低对非血红素类食品中铁的吸收。
- 膳食纤维摄入过多时,也可能影响铁的吸收。

一般来说,随着胎儿的娩出,没有了激素和胎儿的影响,孕期贫血将逐步得到改善。

一名30岁孕妈妈的咨询：我怀孕26周开始脚就肿了，脚踝和脚背都肿，右脚比左脚严重，而且两只脚的脚底心也有点痛。手指也大了，握拳就发胀，早上起来握拳都握不了。有什么好办法缓解吧？

手脚水肿，时好时坏

孕妈妈手脚水肿，有什么原因？

水肿是孕妈妈比较常见的症状，大约40%的孕妈妈可能会有不同程度的水肿。这是因为，随着孕龄的增加，子宫不断变大，下肢血管受到压迫，影响下肢静脉回流所致。

另外一个原因，是由于内分泌功能的变化，体内水、钠潴留较多所致。经测定，孕妈妈在孕期体重平均增加9～13千克，其中总液体量增加约8.5升，约占增加体重的70%，这些增加的水分分布在胎儿、胎盘、羊水、血浆、子宫、乳房及组织间隙。到孕期的最后10周内，水、钠潴留主要存在组织间隙。皮下组织范围广且疏松，是液体潴留的好场所，随着组织间液增长速度加快，逐渐就形成了水肿。

还有一个原因，从孕6周开始，孕妈妈身体内的血容量会逐渐增加，来满足胎盘循环以及将来分娩时失血的需要。在血容量增加的过程中，血浆的增加幅度会比血细胞增加幅度更大一些，如此血液就被稀释了，血浆渗透压就降低了，这样一来，血管中的水分就容易渗透到组织间液中，从而造成水肿。

手脚水肿对孕期有什么影响？

一般来说，孕期水、钠潴留，血容量增加都是正常的生理现象，也是胎宝宝生长所必需的。因此，孕中晚期，孕妈妈出现下肢水肿是正常现象。这种水肿通常叫凹陷性水肿，即用手指按压后被压处出现一凹陷，但不严重，凹陷复原也快，休息 6~8 小时后水肿消失，这是不需要就医的。

但是，水肿可能也是某些疾病的一种表现，如妊娠期高血压、肾脏疾病、心脏病、肝脏疾病等，这种水肿可出现在下肢、双手、面部、腹部等全身各个部位，经过休息，水肿仍不能恢复或程度越来越重，甚至发生腹水；或者虽然没有可见的凹陷性水肿，但每周体重增加超过 0.5 千克，都说明有过多的水、钠潴留，可能存在隐匿性妊娠高血压疾病等，这就需要及时就医，明确诊断，正确治疗。

水肿，如何缓解，又提示我们如何养胎呢？

1　水肿，伴随疲劳气短

如果四肢、面目均水肿，皮薄光亮，同时还伴有疲劳乏力、精神萎靡等症状，见舌淡体胖、边有齿印，苔白润而腻，这提示脾虚。

这时可以吃些健脾利水的养胎食物。比如：

- 白扁豆 20 克，茯苓 15 克，水煎服，每天 2 次。
- 茯苓粉 10 克，山药粉 50 克，熬粥喝。
- 冬瓜皮煎汤服，或冬瓜煮汁随意饮。
- 赤小豆 30 克，黄豆 30 克，花生 10 克，做成豆浆喝。
- 绿豆 30 克，竹叶 6 克，水煎服，每天 2 次。
- 玉米须 30 克，竹叶 3 克，水煎服，每天 2 次。

2　水肿，伴腰酸肢冷

如果面浮肢肿，下肢更严重，同时还伴有腰酸、四肢冷等症状，见舌淡，苔白润，这提示肾虚。

这时可以吃些补肾温阳、化气行水的养胎食物。比如：

- 茯苓 15 克，生姜 6 克，水煎服，每天 2 次。
- 赤小豆 30 克，黑豆 30 克，干姜 3 克，水煎服，每天 2 次。
- 冬瓜皮 30 克，肉桂 2 克，水煎服，每天 2 次。

3　水肿，伴胸闷胁胀

如果水肿，皮厚而色不变，随按随起，同时还伴有胸闷、胁肋部发胀等症状，见舌苔薄腻，这提示气机不畅。

这时可以吃些理气行滞、除湿消肿的养胎食物。比如：

- 荷叶 10 克，荷梗 10 克，紫苏叶 6 克，水煎服，每天 2 次。
- 冬瓜皮 30 克，陈皮 10 克，水煎服，每天 2 次。
- 玉米须 30 克，陈皮 6 克，苏叶 6 克，水煎服，每天 2 次。

缓解水肿的方法还有哪些？

- 饮食清淡，少吃盐。孕妈妈每天盐的摄入量要小于 6 克，有高血压的孕妈妈可以再少一些。因为盐中的钠会使水分潴留在体内，加重水肿。
对于烟熏食物和腌制食物，比如猪肉脯、熏烤火腿、腌酸菜等，含有很多的盐，建议尽量少吃。可以借助甜味、酸味来调剂食物的味道，比如番茄、柠檬等，或是充分发挥食物本身的鲜香味。
- 注意粗粮摄入。粗粮营养丰富，富含矿物质、维生素、膳食纤维，如小米、玉米、糙米等，可提高免疫力，促进新陈代谢，对缓解孕妈妈的水肿十分有益。
- 用水果、蔬菜替代零食。水果、蔬菜中含有人体必需的多种维生素和矿物质，有助于提高机体的抵抗力，帮助孕妈妈加速新陈代谢，如富含维生素 C 的草莓、柠檬及黄绿色蔬菜；富含维生素 E 的南瓜、大豆、杏仁等；富含钾的香蕉、菌菇、薯类等均可适当摄入。

- 保证充足蛋白质。每天要保证禽、肉、鱼、虾、蛋、奶、豆类等动植物蛋白的摄入，以提高血浆中白蛋白含量，从而缓解水肿。
- 适当摄入轻微利尿食物，如冬瓜、黄瓜、西瓜、红豆、玉米须、海带、鲤鱼、燕麦等。潴留的液体可通过尿液排出，水肿也会随之减轻。
- 适当摄取富含维生素 B_1 的猪肉、花生等，有助于缓解水肿。

TIPs

- 避免一次性喝过多水，这容易加重水肿。
- 少吃辛刺激性食物，比如大量的葱、蒜、韭菜、生姜、辣椒、花椒、胡椒、桂皮、八角等。少量调味的姜、葱、蒜还是可以的。
- 避免久坐久站。久坐或久站都会阻碍静脉回流，引发水肿。孕妈妈在工作间歇可坐下抬高下肢或侧卧片刻。
- 要穿棉袜、合适的鞋子，也可以尝试用矫正鞋垫或做些专业的足底按摩。

一般而言，随着分娩后子宫和激素影响的消失，水肿会逐步消退。

> 一名上海孕妈妈的网络咨询：都说怀孕后出现各种疼痛是正常的生理现象，可是我疼得睡不着啊，腰也疼，耻骨联合也疼，走路疼，坐着疼，睡觉还是疼，不知道该怎么办才好。心情自然也会跟着烦躁，很痛苦。有没有什么好的方法来管管我们这些可怜的孕妈妈啊？

腰疼、背疼、骨盆疼、耻骨联合疼、关节疼痛

孕妈妈发生腰背等各种疼痛，有什么原因？

首先，怀孕后身体内的松弛素显著增加，一般在妊娠第 12 周时达到峰值。松弛素与雌激素协同作用，可以软化骨盆关节和子宫颈周围的韧带，使得骶髂关节和耻骨联合变得松弛，这便有利于胎儿的发育和促进分娩。但是松弛

素呢，又会使得结缔组织重塑，这样一来，就可能导致关节、耻骨联合处疼痛了。

再加上叠加的原因，孕后子宫扩大可造成静脉回流受阻，组织器官不能得到足够的氧及营养物质，肌肉、筋膜和韧带变得更容易疲劳，引发关节疼痛。

怀孕后，孕妈妈腰椎前凸增加，大部分体重集中在腰腹和骨盆部，这就容易出现椎间盘突出或腰椎失稳，导致脊柱两侧的肌肉张力不平衡，引发腰痛。身体为了代偿，会采取胸椎后凸和前倾姿势，这又可能引起背痛。

据统计，50%~80%的孕妈妈都患有腰疼。腰疼一般于怀孕期的第12周开始，第5~7个月被认为是最常见的发作期。怀孕期间腰痛的发病率随孕龄增加而增加，每增加5岁发病率增加5%。

中医认为腰为肾之府，乃肾之精气所在。肾主骨，肝主筋，肝肾亏虚则筋骨失养，导致腰痛。妊娠后气血、肾精用于滋养胎儿去了，再加上胎儿的压迫易致局部气血运行不畅，因此孕妈妈容易腰背疼痛。

腰背疼对孕期有什么影响？

一般来讲，这些疼痛不会危及胎宝宝。要说影响，疼痛，总在不同程度地影响孕妈妈的情绪、生活和睡眠。

需要注意的是，当出现腰痛，要先排除先兆流产、肾积水、泌尿系统结石等情况。

腰背疼痛，如何缓解，又提示我们如何养胎呢？

1　腰疼，伴随神疲乏力

如果腰酸腰疼，常伴随疲劳乏力、精神萎靡等症状，见舌质淡，这提示脾肾两虚。

这时可以吃些既能健脾补肾，同时也能强腰的养胎食物。比如：

- 黄精 9 克，山药 15 克，加粳米，熬粥服用。

2　腰疼，伴随头晕眼花

如果腰酸腰疼，常伴随头晕眼花、面色没有光泽和血色等症状，这提示肾精不足，气血亏虚。

这时可以吃些补肾养肝、补益精血的药食两用养胎食物。比如：

- 核桃仁 9 克，大枣 9 克，混合食用。

缓解腰背疼痛的方法还有哪些？

- 保持正确的姿势。这能有效减轻不断增大的腹部对脊柱、骨盆等的压力，同时舒缓腰背部肌肉、减轻疼痛。
- 注意劳逸结合。休息是孕妈妈缓解腰痛最常用的方法，但缺乏适当的运动也可能导致肌肉力量减弱，加重疼痛。
- 腰下垫枕。这样能适应孕妈妈腰椎骶椎前凸的生理变化，并减轻腰背部肌肉张力。
- 适当按摩或局部热敷能促进血液循环，缓解疼痛。
- 托腹带/骨盆带缓解腰痛也是方法之一。

一般而言，分娩后腰疼等会有所缓解，部分肾虚的新妈妈分娩后腰痛可能持续数年，因此月子里要注意补补肝肾，注意休养，尽量避免落下产后腰疼的毛病。

> 一名孕妈妈求助：我从孕中期开始，肚皮和大腿就出现瘙痒，有时全身都痒。检查下来，胆汁酸什么的都没啥异常，皮肤表面也没什么异常，可就是痒得不行，厉害的时候坐卧不安，难以忍受，还不好意思跟别人说……炉甘石洗剂嘛已经用了三瓶了，什么润肤霜、防妊娠纹油都用遍了，貌似也没啥改善，怎么破？！

什么样的身痒，不是疾病引起的

孕妈妈身痒，有什么原因？

大多数"妊娠身痒"都不是疾病引起的，这种瘙痒有阵发性和持续性，白天工作、学习紧张时，瘙痒可以减轻或不痒；而到夜深人静时，瘙痒往往加重，甚至越抓越痒，影响睡眠。有的瘙痒伴有皮疹，有的皮肤表面没有什么异常。

瘙痒的轻重程度差异很大，有的孕妈妈只是感到腹部和乳房周围有轻微的皮肤瘙痒。

究其原因，通常认为是因为胎宝宝长大、乳房长大了，皮肤被拉撑引发的瘙痒，比如我们常说的妊娠纹引起的瘙痒，有时还会让人感到一丝丝的疼痛。

同时，孕妈妈由于雌激素和血流量发生变化，皮肤变得敏感，稍有刺激，比如洗澡时水温过高，都容易引起皮肤瘙痒。

有的孕妈妈会感到手掌和脚掌发红发痒，这是由于雌激素增加所导致的。

中医认为，"妊娠身痒"，可能有以下几种原因。

▶ 孕妈妈阴血下聚以养胎，身体就相对血虚，血虚就容易生风化燥，肌肤失养，这就容易产生皮肤瘙痒。

▶ 孕后冲任不调，冲为血海，任主胞胎，冲任不调呢，就导致营卫不充，肌肤失养而导致皮肤瘙痒。

▶ 如果孕妈妈本身体质就偏于阳盛、血分蕴热，再加上孕后相对血虚，风热之邪乘虚而入，营卫不和便发为身痒。

▶ 风热之邪，久久郁于肌肤，外不得透达，内不得疏泄，导致身痒日久不愈。

身痒对孕期有什么影响？

如果不是疾病引起的"妊娠身痒"，孕妈妈就不必担心了。

那疾病引起的身痒，通常有哪些情况呢？

▶ 感染病毒而引起的，如风疹、妊娠疱疹、疱疹样脓疱疮等，这类皮肤病致畸力强，还可能威胁母子生命安全。

▶ "妊娠期肝内胆汁淤积症"，这种疾病前期的主要症状表现也是皮肤瘙痒。

▶ 第一次怀孕或怀双胞胎的孕妈妈容易患"妊娠性荨麻疹"，它一般会在孕晚期引起皮肤瘙痒。

▶ 在极少情况下，有的孕妈妈会发生奇痒无比的疱疹样水疱，这可能是"天疱疮痒疹"。

总之，孕妈妈在感到皮肤瘙痒时，不能麻痹大意，不可盲目地止痒保胎。应首先请医生排除疾病因素，接下来就可以安心养胎了。

妊娠身痒，如何缓解，又提示我们如何养胎呢？

1　身痒，伴随头晕唇白

如果皮肤瘙痒，没有皮疹或有皮疹而疹色淡红，日轻夜重或劳累后加重，有时还伴有头晕、心慌、唇色淡白，或烦躁失眠等症状，见舌淡，这提示血虚。

这时可以吃些养血祛风、滋养肝肾的养胎食物。比如：

- 桑椹 12 克，枸杞子 9 克，菊花 9 克，沸水冲泡，代茶饮。
- 外洗方：当归 15 克，艾叶 15 克，薄荷 10 克，煎汤沐浴。

2　身痒，有皮疹，色红

如果皮肤瘙痒有皮疹，色红，上半身明显，遇热痒剧，得冷则减，这提示风热。

这时可以吃些清热疏风的养胎食物。比如：

- 菊花9克，淡竹叶12克，煎汤代茶饮。
- 外洗方：金银花15克，薄荷10克，绿豆15克，生甘草10克，煎汤沐浴。

3　身痒，伴随自汗怕风

如果皮肤瘙痒，以肚皮及大腿内侧明显，皮肤干燥，遇风瘙痒加重，自汗出，怕风，这提示营卫不调。

这时可以吃些调和营卫的养胎食物。比如：

- 大枣9克、生姜6克，煎汤代茶饮。
- 外洗方：荆芥15克，防风15克，地肤子15克，煎汤沐浴。

缓解妊娠身痒的方法还有哪些？

- 妊娠纹引起的瘙痒，可以使用润肤露、橄榄油轻轻按摩肚皮。
- 摄入适量冷轧亚麻籽油，其富含的Omega-3具有天然抗炎作用，既能抑制肌肤长东西的活跃度，也能应对过度敏感的皮肤。也可以和润肤露混合起来外用。
- 放松心情，听听音乐，看看书，或出去走走，把注意力分散到美好的事物中。
- 勤换内衣内裤，穿着尽量以宽松、透气、吸汗的纯棉衣物为主。
- 夏天外出应提前做好防晒和保湿工作。

- 洗澡时水温适宜，不要高于40℃，选用温和洗液，不要用碱性肥皂擦洗身体。洗完澡，要用天然无刺激的润肤露抹全身。另外，秋冬季节洗澡不宜过勤，2～3天一次即可。
- 还可以试试这些方法：在皮肤上轻轻按摩，或者外用炉甘石洗剂，也可以用10%～20%中药蛇床子溶液涂擦局部止痒。
- 介绍几种抗瘙痒温水浴：温热的洗澡水中加入半杯未经过烹煮的速食燕麦，或者加入一杯玉米淀粉和半杯小苏打，美美地泡一泡，顺便享受下快乐的孕育时光。

> **TIPs**
> - 避免过度挠痒，易引起表皮脱落或出现血痂，或者导致皮肤增厚、色素加深，继而加重瘙痒，甚至引起化脓性感染。
> - 少吃海鲜及辣椒、生姜、生蒜等刺激性食物，这些可能引起或加重皮肤瘙痒。

一般来说，妊娠期瘙痒症状会在孕期结束，生下宝宝后就自然消失了。

> 一名漂亮孕妈妈的咨询：我大约从怀孕3个月开始，脸上就出现斑斑点点，就好像旅游晒了太阳后，没晒均匀的那种，棕色的、黄色的，额头、颧骨、鼻子、下巴都有。我已经很注意防晒了，它还是不断出现。医生说是"妊娠黄褐斑"，一般生完孩子会褪掉的，可是我有一个很要好的闺蜜，生完孩子好多年了，"妊娠黄褐斑"一直也没有消失。我好害怕啊，有没有什么好的办法预防这种情况发生在我的身上啊……

妊娠斑，仅仅是不美观吗

孕妈妈长黄褐斑，有什么原因？

黄褐斑又名"黧黑斑""蝴蝶斑"等，以面颊、额颞、唇周等部位出现淡褐色或深褐色斑片为特征，是一种色素代谢功能障碍性皮肤病。

由于妊娠期好发，所以又称为"孕斑"，或者"妊娠斑"。这是因为孕妈妈血中雌激素、孕激素水平增高，使黑素细胞活性增加。目前研究已经证明，雌激素可刺激黑素细胞分泌黑素颗粒，孕激素能促使黑素体的转运和扩散。这样一来，就可能使得本来色素比较多的部位，比如乳头、疤痕和外阴周围的皮肤，在孕期颜色会变得更深。那些经常摩擦的部位，如腋下和大腿内侧的肤色也容易加深。

更令人讨厌的是，脸部也好发黄褐斑，通常是对称地分布于颧突和前额，形状大小不一、枯暗无光泽，日晒后加重，一般在妊娠 3～5 个月时，即可出现。

中医认为，黄褐斑归因于脏腑功能失调，与肝、脾、肾三脏关系密切，肝郁、脾湿、肾虚为发病之因。

▶ 肝藏血，喜条达而恶抑郁，若情志不畅，肝失条达，或阴血暗耗，或生化之源不足，均可导致肝气郁结不舒。肝气郁结，久郁就容易化火，火又会灼伤津液，当津液不足，颜面就失于濡养而产生黄褐斑了。

▶ 肾藏精、主水，水亏则火旺，津血暗耗，就不能濡润于颜面，进而枯萎发斑。

▶ 脾虚不能健运，那么产生的气血就不足，气血不足以滋养面部的话，就容易发生黄褐斑了。

妊娠斑对孕期有什么影响？

妊娠黄褐斑一般无须治疗，但如果色素沉着明显并逐渐加重，不仅影响孕妈妈的外表，还可能使得心情变差。

但如果有妊娠斑，还伴有其他症状，那么这些孕妈妈的妊娠斑就可能就不仅仅是影响美观，还要留意是否跟体质有关了。毕竟，我们都知道，体质就关联着养胎呢。

妊娠斑,如何减缓,又提示我们如何养胎呢?

1　黄褐斑,伴随腰酸耳鸣

如果除了面部黄褐斑外,同时还伴有腰膝酸软、形体消瘦、眩晕耳鸣、咽喉干燥,或者每到下午就发热,晚上睡觉出汗多,睡眠不踏实等症状,这提示肾虚。

这时可以吃些补肾的养胎食物。比如:

- 山药 15 克,枸杞子 12 克,煮粥或熬汤喝。

2　黄褐斑,伴随急躁抑郁

如果除了面部黄褐斑外,同时还伴有易急躁不安、胸胁部位胀痛,或者情志抑郁、胸闷气短、常常叹气等症状,这提示气郁血瘀。

这时可以吃些疏肝理气的养胎食物。比如:

- 薄荷叶 5 克,紫苏叶 5 克,玳玳花 5 克,沸水泡服。

3　黄褐斑,伴随皮肤干燥

如果除了面部黄褐斑外,同时还伴有面色灰黄、皮肤干燥、毛发干枯、指甲发白没有血色、肌肉消瘦,甚则皮肤脱屑、角化、皲裂等症状,见舌干燥,没有什么津液,这提示阴虚血燥。

这时可以吃些养血润肤的养胎食物。比如:

- 桑椹 15 克,黑芝麻 15 克,加蜂蜜熬膏服。

4 黄褐斑，伴随肢体困重

如果除了面部黄褐斑外，同时还伴有黑斑色淡，面部油脂分泌较多，头发稀疏，口淡无味，肢体困重，或者胃口不佳，大便稀溏等症状，见舌质淡、苔黄腻，这提示脾虚湿蕴。

这时可以吃些健脾化湿的养胎食物。比如：

- 扁豆15克，山药15克，荷叶9克，莲子15克，芡实15克，熬粥喝。

减轻、缓解黄褐斑的方法还有哪些？

外敷方：菟丝子9克，茯苓9克，玫瑰花3克，玉竹9克。水煎，湿敷于面部。每天1次，每次10分钟。

注意防晒。因紫外线的影响而产生的色斑、雀斑、妊娠性黄褐斑等，如果注意防晒，是可以在一定程度上防止色斑颜色变深的。孕妈妈应避免日光直接照射，并使用防晒指数较高的防晒剂，外出时也要用阳伞或太阳帽来遮阳。

注意粗纤维食物的摄入，防止便秘。因为便秘会使身体内的毒素积累增多，影响健康，使皮肤的颜色更暗。

TIPs
- 刺激性食物、情绪紧张、睡眠不足、运动过少都容易加重黄褐斑。

一般来说，大多数孕妈妈在分娩后，妊娠斑会逐渐消失。个别孕妈妈，由于产后调养不当，可能导致产后多年不消失。因此，孕妈妈在孕期、月子里还是要注意适当调理。毕竟，爱美之心人皆有之。

> 一名高龄孕妈妈的咨询：从孕早期开始，医生就诊断我为"胎盘低置"，并告诉我一般后期会"长"上去的，叫我不要太担心，嘱咐我不要剧烈运动等。坐我旁边的孕妈妈也诊断为"胎盘低置"，我们就互加了微信。我们俩预产期差不多，就相互鼓励，定期产检呗。到了孕28周，我孕友胎盘的位置正常了，而我呢，到了孕35周还是位置很低，医生给我诊断为"前置胎盘"。晕！同样是怀孕，差别怎么这么大啊？的确，我的体质不如她好，我整天感觉疲劳乏力，她跟没事人似的……除了产检，听取医生建议，我还能做什么？

胎盘低置，胎盘前置

什么是胎盘低置、胎盘前置？

胎盘低置/前置，是指胎盘下缘接近宫颈内口，或覆盖宫颈内口。低置和前置的区别主要是诊断的时间。

在孕早期，早期B超检查显示胎盘位置低，一般诊断为"胎盘低置"。如果没有阴道流血症状，问题不是很大，因为子宫底部还有很大的生长空间，胎盘还有机会"长"上去。实际上胎盘不是真的"长"，而是随着胎儿的增大，子宫逐渐拉长，胎盘的位置会逐渐上升，离开宫颈口，俗称"长"上去。

胎盘低置的孕妈妈，可定期去医院观察，如果到妊娠28周后，胎盘位置仍然没有改变，或者同时出现腹痛、腰酸和阴道出血等症状，医生会考虑继续观察或者做前置胎盘的诊断，并诊断出前置胎盘的类型。

孕妈妈胎盘低置、胎盘前置，有什么原因？

首先，当受精卵抵达子宫腔时，如果滋养层发育迟缓，尚未发育到能着床的阶段，那么受精卵就继续下移植入子宫下段，并在该处生长发育而形成前置胎盘。

另外，现代医学研究认为，多次刮宫、分娩、子宫手术史、多胎及吸烟、吸毒等是胎盘前置的高危因素。

胎盘低置/前置，根据其临床表现，归属于中医"胎漏""胎动不安""胞阻"的范畴。究其原因，属冲任不固，带脉无力，脾肾亏虚。通过补益脾肾，补虚升提，升阳举陷，加强冲、任、带脉的功能，提高机体气机调理功能，能更好地促进胎盘"长上来"。

胎盘低置对孕期有什么影响？

很多孕妈妈都存在过胎盘低的情况，大部分化险为夷。

但如果反复多次或大量出现无诱因、无痛性的阴道出血（胎盘前置典型症状），孕妈妈可出现贫血，贫血程度与出血量成正比。出血严重的孕妈妈可发生休克，引起胎儿缺氧。

胎盘低置/前置，提示我们如何养胎呢？

1　胎盘低置/前置，伴随疲劳乏力

如果胎盘低置/前置，还伴有乏力、疲倦、嗜睡、腹泻等症状，这提示气虚下陷。

这时可以吃些既能补气健脾，同时也能固肾安胎的养胎食物。比如：

- 太子参15克，黄芪20克，山药15克，杜仲9克，砂仁3克，陈皮6克，煎汤服用。

2　胎盘低置/前置，伴随心烦便秘

如果胎盘低置/前置，还伴有心烦、失眠、便秘等症状，这提示心肝火旺，

火灼脉络。

这时可以吃些既能健脾补气、清心养肝,同时也能固肾安胎的养胎食物。比如:

- 太子参 15 克,黄芪 20 克,山药 15 克,杜仲 9 克,砂仁 3 克,陈皮 6 克,淡竹叶 12 克,竹茹 5 克,煎汤服用。

胎盘低置/前置的注意事项还有哪些?

- 避免做剧烈运动,避免做长时间的下蹲、弯腰等动作,平时不要干重活,还要减少房事的频率,小心行事。
- 多吃绿叶蔬菜等富含膳食纤维的食物,忌辛辣刺激饮食,防止便秘。
- 孕妈妈一般在孕 18~20 周以后胎动明显,要注意观察胎动规律,及时发现胎动异常情况。
- 尿频时不要掉以轻心,要注意是否有控制不住出血的情况。
- 胎盘低置最容易出现的问题就是胎盘早剥,有出血的危险,孕妈妈要注意阴道出血情况,及时就医。
- 按时产检,观察胎儿的发育情况、胎心是否正常等。产检时注意提醒医生动作轻柔,以免引起出血。

频发症状
容易反复出现的

一名上海孕妈妈的微信咨询：我平时不是个容易感冒的人，怀孕以后，也一直小心翼翼，生怕感冒。这倒好了，怕什么来什么，孕3月时就感冒了一次，到现在是孕6月了，感冒一直没好全，还经常鼻塞、流鼻涕，我也不知道到底是感冒还是鼻炎了，傻傻分不清楚。我这一感冒吧，家里人都很慌张，我妈妈说"什么药都不能用"，我老公说"必须用药，不然发烧、肺炎了更会影响宝宝发育"，那到底该听谁的呢？有没有什么安全的食疗方法呢？

孕妈妈感冒了能用药吗

孕妈妈感冒，有什么原因？

孕妈妈感冒的发病率还是比较高的，这是因为在孕早期妊娠反应引发的呕吐、厌食、乏力、睡眠质量下降、运动量减少等因素，导致免疫力下降，使得感冒病毒容易乘虚而入。

同时，孕妈妈的呼吸道黏膜也会出现水肿、肥大，耗氧量增加，防御功能降低，从而出现感冒症状。

中医认为，怀孕以后，血聚以养胎，孕妈妈气血相对亏虚，肺气不固，也容易被风邪侵袭而感冒。

孕妈妈感冒，有什么特点？

孕妈妈感冒，不同于普通人，有其特点和特殊性。因为孕妈妈阴血聚于下以养胎，阳气上浮，机体呈现"阴虚阳浮"的生理常态，因此孕期的感冒，很容易向热化发展。

治疗感冒时要结合孕妈妈特殊的体质特点，不仅如此，也要考虑感冒对母子的可能影响以及所用药物对胎儿的影响。既要达到治病的目的，还要保证胎儿不受影响，正所谓"治病与安胎并举"。

如何区分感冒与鼻炎，普通感冒与流感？

当孕妈妈出现鼻塞、流涕等类似感冒的症状，首先要区别是鼻炎还是感冒。由于激素水平和解剖结构的影响，孕期鼻炎的发病率也很高，鼻炎一般主要以鼻塞、流涕为主，全身症状不明显。而且相对来说，这类症状在某些因素刺激下会反复出现，比如寒冷、花粉、空气污染等。而感冒，则有一个发病的过程。

其次要分清是普通感冒还是流感。普通感冒症状较轻，而流感症状严重，发热明显，易引起并发症，这是要去医院积极治疗的。

感冒对孕期有什么影响？

大部分的感冒，其初期的症状较为轻微，加之具有自限性的缘故，很多孕妈妈在感冒初期都不会进行积极干预，总想着不要用药，却往往容易导致拖延不愈。这是一个蛮常见的误区。

病毒性感冒对胚胎可能有一定的不良影响，如引起感冒的风疹病毒、单纯疱疹病毒、巨细胞病毒、水痘病毒、带状疱疹病毒等，它们都能透过胎盘干扰胎儿器官发育，甚至导致胎儿畸形，或造成流产、早产等。

另外，感冒时，高热及产生的毒素会刺激子宫收缩，引起流产或早产。体温持续超过 39℃会增加出生缺陷的发生率，特别是中枢神经系统异常，以及心脏畸形、唇腭裂、骨骼系统异常等。

所以建议准妈妈感冒了还是应该重视起来，根据病情轻重采取相应措施。

▶ 如果患轻度感冒，症状不是特别重，只是轻微流鼻涕、打喷嚏或咳嗽，不妨先试试非药物疗法。比如多饮白开水，多食用蔬菜水果，保持大便通畅，注意多休息。

▶ 感冒前期，可以通过推拿、食疗等非药物治疗的方式来缓解不适。

▶ 如果体温接近和达到 39℃时，应该给予降温治疗。

▶ 使用药物进行治疗时，应该先咨询医生，他们会选择相对安全的药物。当然，治疗的同时，配合食疗也能起到很好的辅助作用。

感冒，如何缓解，又提示我们如何养胎呢？

1 感冒，伴随怕冷无汗

如果怕冷重，发热轻，无汗，或者伴有头痛、关节酸痛、鼻塞、流清涕、喉咙痒、咳嗽、痰稀色白、口不渴或喜热饮等症状，见舌淡苔白，这属于风寒感冒。

这时可以吃些解表散寒的养胎食物。比如：

- 生姜 3 片，大枣 9 克，煮水，趁热代茶饮，盖上被子，静卧，微微汗出。
- 白米煮粥，粥煮熟后，加入苏叶 10 克、生姜 3 片、大枣 9 克，再煮 5 分钟，开锅即食，食后静卧，微微发汗。
- 豆豉 10 克，粳米 100 克，大枣 9 克，煮粥，再放葱白 3 根，喝粥微微发汗。
- 紫苏叶 9 克，葱白 3 根，生姜 3 片，大枣 9 克，煎汤服用，微微发汗。

2　　感冒，伴随口干咽痛

如果是发热重，怕冷轻，喉咙痛，或者口干渴，咳吐痰黄等症状，见舌红，这属于风热感冒。

这时可以吃些疏风散热的养胎食物。比如：

- 金银花 10 克，薄荷 6 克，沸水冲泡，代茶饮。
- 桑叶 9 克，菊花 9 克，芦根 12 克，沸水冲泡，代茶饮。

3　　感冒，伴随头身困重

如果是低热，有点怕冷，微汗，头身困重，胸脘痞满，食欲不佳等症状，见舌苔腻，这属于暑湿感冒。

这时可以吃些解表祛湿的养胎食物。比如：

- 紫苏叶 9 克，荷叶 12 克，白扁豆 15 克，煎汤代茶饮。

防治感冒的方法还有哪些？

适当多喝水，有助于毒素排泄，保持呼吸道湿润，也能预防咽炎。

维生素 C 可提高呼吸道纤毛的运动和防御能力，对预防和缓解感冒有很好的效果。

感冒初起宜吃清淡稀软饮食或食物，如白米粥、玉米粥、米汤、烂面、馄饨皮、藕粉；忌吃油腻、黏滞、酸腥、滋补食品，如猪肉、鸭肉、鸡肉、羊肉、黄芪、麦冬、人胎盘、阿胶、各种海鱼、虾、螃蟹、龙眼肉、石榴、乌梅、糯米饭以及甜点食品，以防闭门留寇。

因人而异的饮食原则：

- 风寒感冒者，忌食用生冷、性寒凉的食物，如冷饮、柿子、柿饼、豆腐、绿豆、螺、螺蛳、蚌肉、蚬肉、生萝卜、生藕、生地瓜、生梨、生荸荠、冷茶等；宜食生姜、葱白、芫荽等。

- 风热感冒，往往伴咽红肿痛，忌辛辣刺激、香燥、温热性的食物，如辣椒、菜、炒花生、炒瓜子、烟、酒、狗肉、羊肉、荔枝、龙眼等；宜食梨、荸荠、地瓜、橄榄、甘蔗、绿豆、罗汉果、薄荷等。
- 暑湿感冒者，除忌肥腻食物外，还应忌过咸食物，如火腿、腌肉、咸菜、咸鱼等。因为过咸食物，容易凝湿生痰，刺激气管引起咳嗽加剧，不利于感冒的康复。宜多食茭白、西瓜、冬瓜、丝瓜、黄瓜等清热化湿之品。
- 对于气虚体质，容易反复感冒的孕妈妈，可用大枣9克、苏叶6克、三片生姜熬水当茶饮，可以有效预防和缓解感冒。

TIPs

- 勤洗手，经常开窗通风，减少感冒的传播途径。
- 适当锻炼、充足睡眠、生活规律，提高身体抵抗力。
- 忌酒和浓茶。

一名上海孕妈妈的咨询：我从怀孕3个月开始，就有点咳嗽，可能是受了点凉，严重倒是不严重，但是直到现在，快孕9月了，还是没有好，时不时咳一声，有的时候也会连续咳一小阵子。我一直不敢用药。这都快要生了，还是这样咳，会不会影响分娩啊？还有，我以前从来没有咳这么长时间过，是抵抗力下降了吗？

孕妈妈咳嗽怎么办

孕妈妈咳嗽，有什么原因？

怀孕期间，孕妈妈咳嗽不已，称为"妊娠期咳嗽"，一般归于急性上呼吸道感染或慢性咳嗽范畴。由于孕妈妈的特殊生理和用药受限等原因，常常使得咳嗽病程较长，可达半个月以上，甚至有的孕妈妈咳了好几个月也不见好。

孕妈妈从妊娠 6 周起，循环血量增多，心脏负担加重，肺呼吸运动受到限制，肺内支气管和毛细支气管的分泌物不易排出，因此容易发生支气管炎。这是最常见的上呼吸道感染。

还有一部分孕妈妈的表现为干咳无痰，这可能是因为胃酸反流，刺激食道壁外分布的迷走神经纤维，引起迷走神经兴奋，导致干咳。

从传统中医的角度来看，妊娠期间咳嗽或者久咳不已，原因主要是与孕妈妈的特殊生理特点密切相关。

- ▶ 阴虚：孕妈妈精血下聚以养胎，阴分相对亏虚。
- ▶ 气郁：胎儿于腹中阻隔气机升降，气机容易郁滞。
- ▶ 痰湿：胎儿导致气机升降不利，进一步导致脏腑运化减弱，津液聚为痰饮。

这些因素，常因环境、药物、食物变化而诱发咳嗽。

另外，有个别孕妈妈可能由于先天不足或遗传等因素，导致素体缺陷或敏感，加之妊娠的影响就更容易加剧或诱发宿疾。

咳嗽对孕期有什么影响？

一般轻微的咳嗽，影响不大。但是对于比较严重的咳嗽，古人对它所产生的影响是早有认识的。《女科百问·何为子嗽》提出："妊娠而嗽者，谓之子嗽。久则不已，则伤胎。"意思是，若咳嗽剧烈或久咳不愈，可损伤胎元，妨碍胎儿的发育。

相关文献也显示，严重的咳嗽可能会导致胎膜早破，造成流产和早产。

咳嗽，如何缓解，又提示我们如何养胎呢？

妊娠期咳嗽的原因很多，可能是普通感冒，也可能是肺炎，或者是其他疾病的表现。因此，还是要请医生先做个判断，再做治疗。

排除了其他疾病，那么可按"妊娠咳嗽"来进行调治和养胎。不同体质的孕妈妈，或者感受不同的外感邪气，表现出来的咳嗽症状也不一样。

1　咳嗽，痰稀白，伴随怕冷而无汗

如果咳嗽声重，吐痰稀白，或伴有怕风怕冷、无汗、头痛、鼻塞、流清涕、喉咙痒等症状，见舌淡苔白，这提示风寒咳嗽。

这时可以吃些疏风散寒、宣肺止咳的养胎食物。比如：

- 萝卜 120 克，葱白 6 根，生姜 15 克，煎汤服用，一次食完。
- 肥大葱白 5 段，粳米 50 克，熬粥，趁热频服，微微发汗。
- 紫苏子 10 克，粳米 100 克，熬粥，佐餐温服。
- 鸡蛋 1 枚，生姜 12 克，炒熟佐餐食用。

2　咳嗽，痰黄稠，伴随口渴咽痛

如果咳嗽，痰黄稠，咳吐不爽，或伴有身热、微微怕冷、口渴、喉咙痛、鼻塞、流黄浊涕等症状，见舌红，苔薄白或薄黄，这提示风热咳嗽。

这时可以吃些疏风清热、宣肺止咳的养胎食物。比如：

- 桑叶 12 克，菊花 12 克，熬水分次代茶饮。
- 青橄榄 25 克，白萝卜 150 克，熬水代茶饮用。
- 鱼腥草 30 克，鸡蛋 1 枚，做成蛋花汤，温服，每天 1 次。
- 金银花 15 克，薄荷 6 克，熬水频服。

3　咳嗽，干咳无痰，伴随舌红少苔

如果咳嗽频发，咳声短促，午后、黄昏加重，或夜间咳甚，干咳无痰，或痰中带血，或伴有口干咽燥、失眠盗汗、手足心热等症状，见舌红，少苔，这提示阴虚咳嗽。

这时可以从吃些养阴润肺、止咳安胎的食物。比如:

- 百合 15 克,银耳 9 克,熬羹服用。
- 生梨 1 个,冰糖适量,炖服。
- 如果兼大便干结,可加松子仁 10 克。

特别提醒的是,这几组食疗方,如果有外感症状是不宜服用的,养阴的食物容易恋邪,可能越吃咳得越厉害。孕妈妈当细细察辨。

4 咳嗽,痰稀白,伴随食欲不振、便溏

如果咳嗽痰多,色白清稀,容易吐出,或伴有胸脘痞闷、气促、易水肿、大便稀溏不成形、口渴不欲饮、食欲不佳、恶心等症状,见舌质淡胖,苔白腻,这提示脾虚痰湿咳嗽。

这时可以吃些健脾祛痰、降逆止咳的养胎食物。比如:

- 陈皮 6 克,茯苓 15 克,紫苏叶 6 克,砂仁 3 克,煎汤代茶饮。

5 咳嗽,气逆阵作,伴随喜欢叹气

如果咳嗽,突然一阵连续咳嗽,常遇情绪波动而发作,平时喜欢叹气,或伴有胃脘胀闷等症状,这提示气滞咳嗽。

这类咳嗽首先要舒缓情绪,同时可以吃些开郁降气、平喘止咳的养胎食物。比如:

- 玳玳花 9 克,陈皮 5 克,薄荷 5 克,冲泡代茶饮。

6 咳嗽,刺激性干咳,常有灰尘等诱因

如果咳嗽,咳嗽多为刺激性干咳,呈阵发性,白天或夜间均有咳嗽,常因油烟、灰尘、冷空气、讲话等诱发或加重,这提示孕妈妈是特禀体质,类似于

现代医学所称的"变应性咳嗽"。

这类咳嗽首先要避开诱因，同时可以吃些益气固表、养血驱风的养胎食物。比如：

- 紫苏叶 5 克，陈皮 6 克，桔梗 5 克，山药 15 克，黄精 9 克，煎汤服用。

缓解咳嗽的方法还有哪些？

多饮水，少吃盐。充足的水分可稀释痰液，使痰液易于咳出；而过咸饮食易导致水、钠潴留，助湿生成，使得咳嗽难以痊愈。

对于各型咳嗽均可用白萝卜煮汤代茶饮以加强化痰的功效。

因人而异的方法：

- 咳嗽属寒者，宜温肺止咳化痰，可用生姜、芥菜、葱白、豆豉、芫荽、金橘、杏子等。
- 咳嗽属实热者，宜以清淡为原则。饮食清淡，有利于痰邪的排出，而厚味油腻之品则难以消化，容易生痰。可选用白菜、青菜、茼蒿、萝卜、胡萝卜、竹笋等。
- 咳嗽属虚者，宜清补，不宜峻补，宜选用具有益肺或养阴润肺作用的食物，如枇杷、橘子、梨、柿子、百合、胡桃仁、松子、蜂蜜等。

TIPs

- 咳嗽的辨证，有时比较复杂，如果咳嗽日久不愈，或者兼有心悸、胸闷、咯血等症状，一定要去医院及时就诊。
- 咳嗽发病期间应忌食忌生冷、烟酒、甜食、过酸、油煎炙烤、鱼腥、发物，这些食物易刺激气管，加剧咳嗽；甜食、花生、瓜子、油炸等食物，会酿热生痰，加重咳嗽；酸食常敛痰，使痰不易咳出；鱼腥发物也可能加重咳嗽。

> 一名上海孕妈妈的咨询：我现在怀孕 8 个月了，我从孕 16 周开始，经常会觉得喉咙口不舒服，好像有口痰堵着，但是根本吐不出来，想把它吞下去却又咽不下。现在早上起来喉咙还疼。产检医生告诉我，这是"妊娠期咽炎"。我自己会时不时搞点含片含含，疼痛厉害时，就喷点西瓜霜。我这样用药可以吗？还有什么更好的办法吗？

咽部不适、咽喉疼痛

孕妈妈咽炎，有什么原因？

首先，孕妈妈胎盘所分泌的大量孕激素，使贲门括约肌松弛、胃幽门上抬，胃排空延迟，再加上腹内压升高等因素，容易引起食管反流，出现咽部异物感或者咽喉疼痛，这种情况通常还伴有烧心、憋气等症状。

还有一个原因是，由于孕妈妈内分泌的变化，声带容易干燥、水肿或血管增生，也会出现咽部不适，这种情况下孕妈妈的声音也可能发生改变。

有数据表明，大约 20% 以上的孕妈妈可能会出现咽喉疾病，多发生于妊娠 12 周后。

极个别的情况，咽喉水肿可能是先兆子痫的前期表现。

中医认为多由热郁化火，耗伤肺肾之阴，虚火上炎，咽喉失养所致。

咽炎对孕期有什么影响？

大多孕妈妈出现的耳鼻咽喉疾病，一般不会产生不良反应。仅需要实施保守治疗和有针对性的处理即可，如果用药不当，反倒影响胎儿神经系统、骨骼等的发育。

市面上常见的一些含片，如草珊瑚含片含有冰片，西瓜霜润喉片含有西瓜霜、冰片，六神丸含麝香、牛黄等，这些均不宜长期服用，因为可能会增大流产、畸胎等的风险。

华素片含有的碘分子虽具有超强的杀菌和抗感染作用，可迅速杀灭口腔、咽喉部位的各种致病微生物，但是碘对口腔黏膜组织的刺激性比较大，不宜长期含服，也不推荐孕妈妈使用。

因此，孕妈妈用药前都要通过医生同意，并控制好药物的使用剂量和药物种类。

孕妈妈也不要在咽喉部无明显炎症的时候就滥服润喉片，这会抑制口腔及咽喉内正常菌群生长，扰乱口腔的内在环境，使本来不致病的细菌乘虚而入，反而加重病情。

咽炎，如何缓解，又提示我们如何养胎呢？

1 咽部不适，伴随津少口痒

如果咽部不适，同时伴有口中感觉津液不足、口痒，或者干咳无痰、频繁清嗓、小便少、大便燥结等症状，这提示肺肾阴虚。

这时可以吃些既能清热利咽，同时也能滋养肺肾、养阴润肺的养胎食物。比如：

- 麦冬 10 克，淡竹叶 6 克，莲子心 3 克，冰糖或蜂蜜适量，沸水冲泡代茶饮。
- 银耳 25 克，鸡蛋 1 个，冰糖适量，熬成汤羹服用。

2 咽部不适，伴随咽干口渴

如果咽部不适，同时伴有咽干口渴或者肺燥干咳等症状，这提示阴虚火炎。

这时可以吃些既能清热利咽，同时也能滋阴降火的养胎食物。比如：

- 百合 20 克，绿豆 60 克，冰糖适量，熬汤服用。
- 雪梨 1 个，冰糖 15 克，清炖服食。
- 芦根 25 克，橄榄 3 枚，莲藕 100 克，胡萝卜 60 克，熬汤服用。

缓解咽炎的方法还有哪些？

- 多吃一些富含维生素C的水果、蔬菜，避免辛辣刺激性食物。
- 适当摄入富含胶原蛋白和弹性蛋白的食物，如银耳、动物筋腱、猪皮、鱼皮等。
- 保持口腔清洁，早晚用淡盐水漱口，漱口后不妨喝一点淡盐水，可湿润和清洁咽部，改善咽部的环境，预防细菌感染。
- 经常开窗通风，保持室内合适的温度和湿度，适当户外活动，呼吸新鲜空气。
- 适当体育锻炼，保持健康规律的作息，保持良好的心态，提高自身免疫力。

TIPs

- 避免接触粉尘、有害气体、刺激性食物及其他会导致慢性过敏性咽炎发作的过敏原。
- 避免长期过度用声。

孕期的咽炎，分娩后随着激素水平的恢复，大多数孕妈妈可以自然痊愈。

一名孕妈妈在养胎课后的提问：我自从怀孕后，就经常出现鼻子不通气，有时候还打喷嚏、流鼻涕，时好时坏，反反复复。一开始我以为是感冒，就想赶紧治好，以免进一步发展，结果吃了感冒药也无济于事。听了你们的养胎课，我才知道，这是"妊娠期鼻炎"，而不是感冒！！那我该怎么办？能不能具体科普下？谢谢！

鼻炎，如何跟感冒区分

孕妈妈鼻炎，有什么原因？

受精卵形成后，胚胎会产生人绒毛膜促性腺激素，使得孕妈妈体内雌、孕激素水平发生变化。鼻黏膜对雌激素反应比较敏感，雌激素水平增高，就会引起鼻黏膜的过敏反应，导致小血管扩张，鼻腔细胞发生水肿，腺体分泌旺盛，出现鼻塞、流涕、打喷嚏等症状。由于这些症状发生在妊娠期，所以叫"妊娠期鼻炎"，又叫"血管舒缩性鼻炎"。

除了雌、孕激素水平上升以外，孕妈妈抵抗力下降也是鼻炎"乘虚而入"的原因之一。

相关统计资料表明，大约20%的孕妈妈有发生妊娠期鼻炎的可能，尤其是怀孕3个月以后更为明显，往往持续6周以上。大多数孕妈妈没有明确的过敏因素。

如果怀孕前就有鼻炎，那么怀孕后鼻炎可能会加重，甚至有鼻出血的情况发生。

中医认为，如果人体正气虚了，风邪就容易乘虚而入。孕妈妈气血下行来养胎，气血不足，肺气也就相对不足。而肺呢，主一身之皮毛，肺气不足，卫表就不固，腠理就疏松，外邪就容易乘虚而入，循经上犯鼻窍。

还有一种情况，是孕妈妈脾肺气虚，气血不能上荣，鼻失濡养。

鼻炎对孕期有什么影响？

轻中度的鼻炎对母子均无明显影响，但严重的鼻炎会引起明显的不适，这些不适的"骚扰"会让孕妈妈感觉非常不爽，严重的还会影响睡眠。所以，孕妈妈不能对鼻炎听之任之，还是要学会一些防治措施。

特别提醒的是，别误把鼻炎当感冒治。因为有的孕妈妈从来没有患过鼻炎，遇到流鼻涕、打喷嚏、鼻塞这些症状，就以为是得了感冒，自作主张吃些感冒药，这是不太妥当的。孕妈妈有了这些症状，先别忙着吃药，应该观察一下（鼻炎和感冒的区别，我们在本书"感冒"篇章里已经讨论过了），如果自己还不能确定的话，就要去找医生确诊。因为胡乱吃药反而会对胎儿造成不利的影响。

鼻炎，如何缓解，又提示我们如何养胎呢？

一般是以益气、健脾、固表、通窍为主。

- 平时可多食山药以补脾胃肺、益气养阴。
- 大枣9克，生姜6克，煎汤代茶饮，以调和营卫。
- 中药熏鼻法：薄荷9克，白芷9克，茜草6克，鹅不食草9克，加水煎煮10分钟，趁热蒸汽熏鼻。有宣通鼻窍的作用。
- 穴位按摩法：可按摩迎香穴、印堂穴等。

缓解鼻炎的方法还有哪些？

- 有的孕妈妈早上起来会打喷嚏、流鼻涕，但到了中午就好了，这也许是因为孕妈妈体内阳气不足。有这种情况的孕妈妈起床后一定要多穿点衣服，也可以用水蒸气熏蒸鼻腔，这种症状就容易缓解了。
- 严重的过敏性鼻炎，最好的办法是避免过敏原，建议孕妈妈明确过敏原种类，如果存在动物皮毛、尘螨等过敏的情况下，应该采取适当措施注意规避它。
- 家里尽量避免烟味、蚊香、香薰、清洁剂等刺激性味道。
- 如果屋子里干燥，可以使用加湿器增加空气的湿度。
- 经常开窗换气是必要的。但如果外面空气不好，雾霾严重，室内最好使用空气净化器。雾霾天气，孕妈妈尽量不要出门，如一定要出门记着戴上口罩。
- 锻炼身体。就算天气冷，也不能窝在家里不动，适当的户外活动，多晒晒太阳，增强体质。散步是比较适合孕妈妈的一项活动。
- 注意休息、保暖，预防感冒。孕妈妈一定要根据天气变化及时添减衣服。

> **TIPs**
> - 如果怀疑自己患鼻炎时，还应该到医院检查，以防止鼻息肉、鼻中隔偏曲、鼻窦炎等其他疾病，后几种疾病都可以通过不同的方法来治疗。
> - 鼻炎严重时是需要用药的。如果鼻炎变严重了，出现了流脓性鼻涕的症状，那么，孕妈妈应配合医嘱服用药物。

一般而言，有妊娠期鼻炎的孕妈妈，一旦分娩后，由于致病因素的消除，鼻炎多在产后 2 周会自然缓解。

> 一名年轻孕妈妈的网络咨询：我怀孕 4 个月了，最近一个月老是鼻出血，一般是早上起床时有血，有时是几滴，有 2 次量还蛮大的，鼻镜检查也没问题。我该怎么办？有没有什么安全的方法？对宝宝没影响吧？我需要如何做才能更好地养胎？

鼻出血，吃什么好

孕妈妈鼻出血，有什么原因？

首先，孕妈妈体内升高的雌激素和黄体酮，刺激了副交感神经，使得鼻黏膜充血、水肿，表现为鼻塞、鼻出血等症状。

叠加的原因是，孕妈妈免疫功能降低，易发生各种潜在感染而加重鼻出血。

鼻出血，中医认为原因可归纳为虚实两类：虚为阴虚、气虚；实为血热、气逆。

鼻出血对孕期有什么影响？

少量鼻出血一般不影响妊娠，但是出血过多可能会引起贫血，甚至失血性休克,同时也给孕妈妈心理造成较大的压力。

如果反复出血,一方面需要去五官科检查鼻腔,另一方面也要进行相应的检查以排除血液系统疾病。出血量大应立即去医院处理。

排除了疾病因素,孕妈妈就可以安心地养胎了。

鼻出血,如何缓解,又提示我们如何养胎呢?

1 鼻出血,伴随鼻干口燥

如果鼻中出血,点滴而出,量不是很多,色鲜红,同时还伴有鼻干口燥、呼气烘热,或咳嗽痰黄等症状,见舌尖边红,苔薄白而干,这提示肺热。

这时可以吃些既能清肺泄热,同时也能凉血止血的养胎食物。比如:

- 白茅根 15 克,桑叶 10 克,枇杷叶 9 克,煎汤服用。
- 鲜芦根 150 克,鲜白茅根 150 克,白糖少许,熬汤服用。
- 甘蔗 1000 克,雪梨 200 克,榨汁混合服用。
- 鲜藕节榨汁 250 毫升,西瓜榨汁 250 毫升,混合服用。

2 鼻出血,伴随胃胀便干

如果鼻出血量多,血色鲜红或深红,同时还伴有鼻燥、口干或口臭、心烦、口渴想喝水,或胃脘不舒、嘈杂胀满、大便燥结、小便少等症状,见舌质红,苔黄厚干,这提示胃热。

这时可以吃些既能清利胃热,同时也能凉血止血的养胎食物。比如:

- 荷叶 10 克,白茅根 15 克,生甘草 3 克,蒲公英 15 克,沸水冲泡服用。
- 空心菜 120 克,鲜蒲公英 90 克,煎汤服用。

3　鼻出血，伴随头晕急躁

如果鼻血量多，血色深红，同时还伴有头痛头晕、口苦咽干、胸胁胀满、急躁易怒、面红、眼睛红等症状，见舌质红，苔黄，这提示肝火炽盛。

这时可以吃些既能平肝降火，同时也能凉血止血的养胎食物。比如：

- 栀子9克，薄荷5克，甘草3克，菊花9克，沸水冲泡服用。

4　鼻出血，伴随五心烦热

如果鼻血颜色红，时作时止，量不多，同时还伴有头晕眼花、耳鸣、心慌、失眠，或者五心烦热（即两手心、两足心及心胸发热）、两颧潮红等症状，见舌质嫩红或绛而少津，苔少，这提示阴虚。

这时可以吃些滋阴降火的养胎食物。比如：

- 枸杞子12克，菊花9克，百合15克，玉竹10克，煎汤代茶饮。
- 枸杞子12克，黑芝麻15克，红枣10枚，粳米50克，熬粥服用。
- 猪蹄1只，黑枣10枚，熬汤，饮汤食肉。

5　鼻出血，伴随疲劳乏力

如果鼻血渗出，色淡红，量或多或少，同时还伴有脸色无光泽血色、倦怠乏力、心慌、气短、说话声音低低弱弱、食欲不佳等症状，见舌淡苔薄，这提示气虚。

这时可以吃些健脾补气的养胎食物。比如：

- 党参10克，黄芪10克，山药15克，煎汤服用。
- 山药30克，糯米30克，白糖少许，熬粥食用。
- 花生衣9克，红枣6枚，熬汤服用。
- 韭菜250克，绞汁服用，夏天冷服，冬天热服。

缓解鼻出血的方法还有哪些？

出血时，可采用下面办法来止血：

- 将流血一侧的鼻翼推向鼻梁，并保持5~10分钟，即可止血。如两侧均出血，则捏住两侧鼻翼，鼻血止住后，鼻孔中多有凝血块，不要急于将它弄出，尽量避免用力打喷嚏和用力揉，防止再出血。
- 左鼻孔流血，举起右手臂，右鼻孔流血，举起左手臂，数分钟后即可止血。
- 取大蒜适量，去皮捣成蒜泥，敷在脚心上，用纱布包好，可较快止血。
- 坐在椅子上，将双脚浸泡在热水中，引火归元，也可止鼻血。

平时饮食注意如下原则：

- 宜食富含维生素C和维生素K的食物，如青菜、菊花脑、红枣、西红柿、梨、荸荠、枇杷、橘子等。
- 适当摄入具有清热凉血、止血作用的食物，如西瓜、藕、丝瓜、苦瓜、萝卜等。
- 忌食辛辣刺激、温热助火、煎炸爆炒之类香燥的食品，忌烟酒，以免助火生热，加重病情。
- 保持大便通畅，防止便秘。

TIPs

- 平时少做比如擤鼻涕、挖鼻孔等动作，避免因损伤鼻黏膜血管而出血。

一般而言，分娩后没有了激素的影响，鼻出血会缓解或消失。

> 一名上海的孕妈妈在养胎课后的咨询：我从怀孕3个月开始，刷牙或者吃东西时，牙龈总爱出血，越是仔细刷牙，还越容易出血，我都不敢刷牙了。我的产检医生说这是"妊娠期牙龈炎"，有35%～80%的孕妈妈都会像我这样，也给了我一些营养建议。我还是想问问，有没有什么好的办法能缓解下？另外，这种情况下养胎吃什么更好？谢谢！

牙龈出血、肿痛

孕妈妈牙龈出血、肿痛，有什么原因？

首先，孕期内分泌水平的改变，血液中的黄体酮含量增加，牙龈组织中的毛细血管扩张、弯曲、弹性减弱，血流淤滞，容易造成口腔局部牙龈组织肿胀、脆软，医学上称之为"妊娠期牙龈炎"。

其次，妊娠呕吐剧烈的孕妈妈，由于唾液变酸，牙齿被酸化和脱矿，容易形成牙菌斑。或是口腔清洁不及时、不彻底，导致食物残渣滞留，引起炎症等，也可引起牙龈出血。有的还可能伴有牙龈肿痛、口臭等，甚至发展为牙周病。

还有一个因素是维生素C的缺乏，孕妈妈抵抗力下降，可能影响铁的吸收等，也可能引发牙齿肿胀、出血、松动等症状。

据报道，妊娠期牙龈炎，在怀孕3个月时症状明显，随着孕周的增加，牙龈炎和牙周炎的患病率也随之升高。

怀孕前有牙龈炎和牙周炎病史的孕妈妈，孕期症状可能加重。

牙龈出血、肿痛对孕期有什么影响？

一般来说，如果牙龈总是出血，可以去医院检查下血常规和凝血四项，如果一切正常，就没必要多担心了，只是单纯的妊娠期牙龈炎。

但是如果孕妈妈的牙周病比较严重的话，其发生早产和新生儿低体重的概率就会增大。

另外，如果智齿发炎，除有牙龈肿痛，严重时还会发热，出现全身感染的情况，治疗起来比较麻烦，因为孕期很多药物不便使用。

牙龈出血、肿痛，如何缓解，又提示我们如何养胎呢？

中医认为，孕妈妈阴血下聚来滋养胎儿，那么阳气就外浮，这样一来，肾虚阴衰、虚火内生就容易导致牙龈出血、肿痛。此时，养胎应以清热泻火、滋阴补肾为基本原则。

- 如以牙龈肿痛为主，可用蒲公英、金银花、淡竹叶煎水漱口。
- 如出血明显，可用苎麻根、侧柏叶、五倍子煎水漱口。
- 内服法：可食用桑椹、枸杞子、山药，以滋阴补肾。
- 舌苔厚腻者，可先用冬瓜皮、玉米须等来健脾利湿，待舌苔干净后再用滋阴补肾法。

缓解牙龈出血、肿痛的方法还有哪些？

保证维生素C的摄取。维生素C多来源于新鲜的水果蔬菜，比如青椒、菜花、白菜、番茄、黄瓜、菠菜、柠檬、草莓、鲜枣、柑橘、猕猴桃、苹果等。

多喝牛奶，多吃豆类和豆制品、海产品等，补充钙质，坚固牙齿。

适当摄入生的蔬菜。生蔬菜含有很多膳食纤维，能够帮助清洁口腔、刺激牙齿和牙龈，避免牙龈炎。切记，"适当"就好。

叩齿锻炼。多做做上下叩齿的动作，既增强牙齿坚固性，又能增加唾液分泌，起到杀菌洁齿的功效。

正确有效地刷牙，保持口腔卫生。尽量选择刷头小、刷毛柔软的牙刷，以避免牙龈出血。建议牙刷要每个月更换一次。如果出现轻微的牙龈流血，这表示牙龈充血或牙齿清洁得不够干净，不必太紧张，更不要不敢刷牙，否则牙龈发炎的现象会加重的。

除用牙刷清洁之外，也可以使用牙线来清洁牙缝中不易清除的牙菌斑。

吃完东西后要及时漱口，可选用药物含量较少的漱口水或淡盐水漱口，孕吐之后要及时用清水漱口。

选择合适的牙膏。选牙膏应根据自身情况，如果有龋齿应选择含氟牙膏，但并不建议准妈妈擅自使用药物牙膏；有牙龈出血症状的准妈妈可在医生指导下使用具有消炎止血功效的药物牙膏。

舌苔厚腻者，食物残渣容易积聚，清洁口腔时，在注意不引发呕吐的情况下，尽量清洁干净舌体，同时按上述舌体厚腻的养胎方法健脾利湿，以绝源头。

及时看牙医。如果每次刷牙都流很多血，那就要当心了，最好到口腔科检查治疗。孕期里口腔疾病会发展较快，定期检查能保证早发现、早治疗，使病灶限于小范围。对于较严重的口腔疾病，应选择妊娠中期（4~6个月）相对安全的时间来进行治疗。

TIPs

- 少吃甜、黏食物。这些食物如果不能及时彻底地清洁，比较容易损坏牙齿。而且，摄入过多的甜食还会消耗孕妈妈体内大量的钙质，从而影响牙齿的坚固性。
- 尽量避免摄入辛辣、煎炸、过硬的食物，这些食物容易损伤口腔黏膜及牙龈健康，还可能使疼痛加剧，使炎症进一步扩散。

一般而言，分娩后随着激素水平的恢复，牙龈出血、肿痛症状会逐渐减轻。

> 一名年轻爱美的孕妈妈的求助：我从怀孕 6~7 个月起，脸上开始冒痘痘，下颌部、三角区比较多。脸上难看不说，最讨厌的是，背部、颈部也有很多疙瘩，裙子也不好意思穿。医生说这是"妊娠痤疮"，而且不太好用常规药物来治疗。妈妈说我这是上火了，整天给我喝绿豆汤、吃梨，我胃都吃得不舒服了，痘痘还是不停发，咋整？

脸上冒痘痘，一定是上火吗

孕妈妈痤疮，有什么原因？

妊娠期的痤疮，早期一般并不严重。到了妊娠中后期，特别是孕 6~9 个月的时候，痤疮加重就明显了。因为此时孕妈妈体内雄激素水平明显升高，直接刺激皮脂分泌；加上妊娠期特有的免疫状态，也被认为与痤疮的加重有关。

也正因为如此，妊娠期痤疮的炎症性皮疹（如脓肿、结节、红色丘疹、脓疱等）比非炎症性皮疹（如粉刺）更为常见，而且常常连着前胸和后背都会发。

如果怀孕前就有痤疮病史的人，在孕期痤疮可能有复发或者加重的趋势。

中医认为，痤疮的内因是身体或血热、或痰凝、或体虚；外因是饮食不节、外邪侵袭等。湿热夹痰者，病程更缠绵，病情也更重。

痤疮对孕期有什么影响？

一般来讲，妊娠痤疮不影响胎宝宝的健康。但要注意的是：有很多治疗痤疮的药物是不能使用的。比如维 A 酸类有致畸性，口服避孕药也会对妊娠有影响等。

因此，孕妈妈痤疮的治疗，一方面可以选择外用药物治疗，另一方面也可以选用中药来治疗，这样对妊娠的影响较小。

另外，通过观察不难发现，容易发痤疮的孕妈妈，将来新生儿痤疮的发病率也较高，湿疹也相对严重些。

妊娠痤疮，如何缓解，又提示我们如何养胎呢？

1　痤疮，主要为红色丘疹

如果颜面皮肤潮红、油腻，痤疮主要发为红色丘疹，时不时痒痛，或伴有口干口渴，大便容易干结，小便黄而少等症状，见舌红苔薄黄，这提示肺经风热。

这时可以吃些清肺疏风的养胎食物。比如：

- 枇杷叶9克，金银花9克，桑叶9克，菊花9克，沸水泡服。
- 百合9克，白菊花9克，熬水当茶饮。
- 鱼腥草12克，熬水当茶饮。药渣外敷患处。
- 绿豆10克，薄荷5克，熬水当茶饮。

2　痤疮，多见丘疹红肿

如果颜面皮肤油腻，痤疮的丘疹红肿、痒痛，多见黑头、脓包、结节或囊肿，或伴有口干口臭，大便秘结或黏腻不爽，小便黄等症状，见舌红苔黄腻，这提示脾胃湿热。

这时可以吃些清热祛湿、调和脾胃的养胎食物。比如：

- 金银花9克，栀子9克，竹茹5克，陈皮5克，沸水泡服。
- 海带10克，绿豆10克，玫瑰花9克，熬水当茶饮。
- 夏枯草10克，粳米50克，熬粥服用。
- 绿茶3克，金银花9克，沸水泡服。

3 痤疮，多见丘疹结节

如果痤疮可见丘疹、脓包及明显的结节或囊肿，或伴有心烦易怒，胸胁部分有时胀痛等症状，或有月经不调、痛经史，见舌质紫黯或有瘀斑，苔薄黄，这提示痰瘀凝结。

这时可以吃些化痰散结、益阴清热的养胎食物。比如：

- 茯苓15克，荷叶10克，陈皮5克，山药15克，煎汤代茶饮，或煮粥服用。
- 金橘1枚，陈皮5克，夏枯草9克，煎汤代茶饮。

4 痤疮，多见丘疹淡黯

如果丘疹色淡或暗红，或伴有疲劳乏力、精神不振、不喜欢讲话、四肢不温等症状，见舌质淡暗，苔白，这提示体虚毒蕴。

这时可以吃些益气托毒、扶正祛邪的养胎食物。比如：

- 老母鸡1/4只，生姜4片，肉桂2克，熬汤服用。
- 羊肉50克，苦瓜15克，黄精9克，熬汤服用。
- 鲤鱼1条，大蒜3头，炖汤服用。

不难发现，这种类型的痤疮，孕妈妈如果服用绿豆汤，当然是"南辕北辙"，越喝越糟糕啦。

缓解妊娠痤疮的方法还有哪些？

自制面膜：金银花5克，桑叶5克，菊花5克，绿豆10克，生甘草5克，煎汤待冷却后，外敷脸部。

做好脸部清洁，使用弱酸性肥皂，并用温水洗脸，有利于去除油脂及污垢，保持毛孔通畅，从而达到去除炎症作用。同时尽量避免化妆，尤其是避免使用油性大的化妆品，堵塞毛囊。

这样吃，可以缓解痤疮：

- 清淡素食，少食辛辣刺激。多吃新鲜瓜果蔬菜等含膳食纤维的食物，促进胃肠蠕动，保持大便通畅，防止代谢废物留滞。同时还要尽量少进食可刺激雄激素分泌、刺激皮脂腺分泌的食物和饮品，如生葱、生蒜、辣椒以及烈酒、浓茶、咖啡等。
- 低脂低糖。高脂、高糖类食物不仅可以导致皮脂腺分泌增多，还可在体内转化为脂肪，加重痤疮。
- 少食海腥发物。虾、蟹、鹅肉等海腥发物，多食易致炎性病变复发。
- 适当补充维生素和微量元素。比如：维生素 A 可调整上皮细胞的代谢，减少酸性代谢产物对表皮的侵袭，有利于痤疮的康复，含维生素 A 丰富的食物有金针菇、胡萝卜、荠菜、菠菜、豆类、鲫鱼、动物肝脏等。维生素 B_2 能促进细胞内的生物氧化过程，含维生素 B_2 丰富的食物有动物内脏、瘦肉、乳类、蛋类及绿叶蔬菜等。维生素 B_6 参与不饱和脂肪酸的代谢，含维生素 B_6 丰富的食物有蛋黄、瘦肉、鱼类、豆类及白菜等。锌有一定的抑制皮脂腺分泌皮脂和减轻细胞脱落与角化的作用，含锌较丰富的食物有瘦肉、鱼、牡蛎、花生、板栗、芝麻、核桃仁、玉米、小麦胚芽等。
- 如果孕妈妈体质偏热的，可适当选用具有清凉祛热、生津润燥作用的食物，如苦瓜、黄瓜、丝瓜、冬瓜、西瓜、芹菜、油菜、苋菜、莴笋、番茄、藕、蘑菇、木耳、绿豆芽、绿豆、黄豆、豆腐、梨等。

> **TIPs**
> - 痤疮容易让孕妈妈产生心理压力，产生焦虑及抑郁的情绪，反之又容易加重痤疮。因此孕妈妈要注意保持乐观心态，多运动，保持充足的睡眠。
> - 局部尽量避免挤压，防止炎症及瘢痕的形成。

一般而言，分娩后没有了激素的影响，痤疮会有所缓解或完全消失，但要注意密切观察新生儿皮肤。

> 一名二胎妈妈说：这一胎，自从怀孕 26 周开始到现在 30 周，睡眠一直不好。最近这一个月更是严重失眠，晚上 12 点才能入睡，睡早了也睡不着，凌晨 3 点起夜后就睡不着了，像打了鸡血一样的兴奋。每天睡眠才 4 个小时左右，只能白天强迫自己补补觉，关键是白天也睡不着，人很困，就是睡不着。这怀孕，怀到怀疑人生……

失眠：为什么很困也睡不着

孕妈妈失眠，有什么原因？

怀孕的"副产品"之一就是失眠，一方面是由于激素的变化影响了大脑的功能，从而影响睡眠，孕妈妈的睡眠逐渐变得类似新生儿，深睡眠减少，浅睡眠增多，以便将来去适应哺乳宝宝的生活节律。

另一方面，随着孕晚期子宫逐渐增大，膈肌上抬，肺通气功能降低，从而导致孕妈妈睡眠质量下降；同时，肾血流量及肾小球滤过率增加，导致夜尿增多，也进一步影响睡眠质量。

再者，随着胎宝宝的日渐长大，沉重的身子也带来不同程度的睡眠困扰，夜里怎么躺都不舒服，有的要半躺着甚至坐着才能睡得舒服。

此外，孕妈妈睡眠质量与情绪密切相关。焦虑、抑郁与睡眠质量互为因果，而孕妈妈激素变化和身体负荷也容易导致情绪不佳。

中医对于失眠的理解是，孕妈妈由于阴血下聚来养胎了，心脾两虚，而致心神失养；或者是由于肝郁化火、痰热内扰、阴虚火旺等原因引起心神不安。

失眠对孕期有什么影响？

正如上文所分析的，一般轻微的失眠、浅睡眠，属正常生理现象，孕妈妈不必担心。

对于严重的失眠,孕妈妈若得不到充分的休息,情绪也容易烦躁。由于妊娠的特殊性,孕妈妈又不能轻易地使用安眠药,这就使得孕妈妈深受其扰。

失眠,如何缓解,又提示我们如何养胎呢?

1　失眠,伴随多梦易怒

如果失眠多梦,甚至彻夜不眠,还伴有急躁、容易发怒、头晕头胀、眼睛红、耳朵鸣、口干苦、便秘、尿黄等症状,见舌红苔黄,这说明肝郁化火,上扰心神。

这时可以吃些既能疏肝清火,同时也能镇心安神的养胎食物。比如:

- 菊花12克,百合10克,淡竹叶9克,煎汤代茶饮。

2　失眠,伴随胸闷嗳气

如果失眠,多梦,还伴有心烦易怒、胸闷、胃不舒服、恶心、嗳气,或者口苦、目眩、头重等症状,见舌偏红,苔黄腻,这说明湿食生痰,郁痰生热,扰动心神。

这时可以吃些既能清化痰热,同时也能和中安神的养胎食物。比如:

- 莲子心5克,陈皮6克,生甘草6克,淡竹叶9克,煎汤代茶饮。
- 姜竹茹5克,茯苓10克,陈皮6克,淡竹叶9克,莲子心3克,煎汤代茶饮。

3　失眠,伴随心慌食少

如果失眠,多梦易醒,还伴有心慌、健忘、胃口差、精神差,或者头晕、目眩、四肢倦怠、腹胀、大便稀溏不成形、面色没有光泽等症状,见舌淡苔薄,这说明脾虚血亏,心神失养,神不安舍。

这时可以吃些既能补益心脾，同时也能养血安神的养胎食物。比如：

- 酸枣仁 10 克，白术 10 克，粳米 50 克，熬粥，每次一小碗，每天 2 次。
- 龙眼肉 15 克，大枣 10 个，粳米 50 克，熬粥，每次一小碗，每天 2 次。
- 黄芪 9 克，龙眼肉 9 克，山药 10 克，陈皮 5 克，大枣 3 枚，煎汤服用。

4　失眠，伴随腰酸盗汗

如果失眠，入睡困难，多梦，还伴有心烦、心慌、头晕、耳鸣、腰酸膝软、一阵阵潮热、夜里睡着出汗，或者手脚心热、咽干少津等症状，见舌红少苔，这说明肾水亏虚，心火炽盛，心肾不交。

这时可以吃些既能滋阴降火，同时也能交通心肾的养胎食物。比如：

- 枸杞子 10 克，山药 10 克，莲子（带心）10 克，茯苓 10 克，肉桂 3 克，煎汤代茶饮。
- 淮小麦 30 克，甘草 9 克，百合 9 克，大枣 3 枚，煎汤服用。

5　失眠，惊醒噩梦，伴随气短乏力

如果失眠，多噩梦，容易惊醒，还伴有心慌害怕，遇事也容易受惊吓，气短、汗多、疲劳乏力等症状，见舌淡，这说明心胆虚怯，心神失养，神魂不安。

这时可以吃些既能益气镇惊，同时也能安神定志的养胎食物。比如：

- 党参 10 克，茯苓 10 克，百合 10 克，绿萼梅 6 克，莲子 10 克，龙眼肉 10 克，煎汤代茶饮。

缓解失眠的方法还有哪些？

牛奶有一定安神的作用，孕妈妈不妨每天摄入 200～500 毫升牛奶。另外，

- 核桃、黑芝麻也有养心安神的作用。
- 通用的食疗方：莲子（带心）10 克，百合 10 克，龙眼肉 10 克，熬成羹，经常服用。
- 晚饭不宜过饱，中医说"胃不和则卧不安"。另外，睡前也不宜多喝水，避免夜尿增多，打扰睡眠。
- 重视情绪调节，避免过度紧张、兴奋、焦虑、抑郁、惊恐、愤怒等不良情绪刺激。
- 适当运动，使气血流通，有助于提高睡眠质量。

TIPs

- 辛辣刺激食物少吃，浓茶咖啡也要尽量避免。

一般而言，分娩后随着身体负担的减轻，也没有了激素的影响，气血慢慢和畅，脏腑功能逐渐恢复正常，失眠也会缓解。

> 养胎微课后，一名孕妈妈的咨询：我怀孕后，常有头晕的感觉，尤其是在人多、空气不流通的地方。有一次从电梯间出来，差一点晕倒。我以前没有头晕过的，血压也是正常的，为啥怀孕后那么容易头晕？如何缓解呢？这对宝宝有影响吗？

头晕：为什么血压正常也头晕

孕妈妈头晕，有什么原因？

孕妈妈头晕，大多数都是生理现象，但在不同的孕期，产生头晕的原因可能不尽相同。

怀孕初期，由于体内激素分泌增加，刺激头部而产生的头晕现象，这属于生理性反应。

孕 6~8 周时，孕妈妈的循环血容量开始增加，至孕 32~34 周时可达到高峰，然后一直维持在这个水平直到分娩。在增加的循环血容量中，血浆的增加多于红细胞的增加，于是便出现了因血液稀释而引起的"生理性贫血"，进而引起头晕。

妊娠 3 个月时，胎盘形成，血压有一定程度的下降，一般比平时低 1.33~2.67kPa，这属于生理性的。原有高血压病的孕妈妈，血压下降幅度就相对更大了。血压下降，流至大脑的血流量就会减少，造成脑血供应不足，使脑部缺血缺氧，从而引起头晕。如果孕妈妈突然起立，更容易因为流向大脑的血液一过性减少，导致脑部供氧下降而头晕。

到了孕后期，子宫增大，仰卧时压迫脊柱侧旁的腹主动脉和下腔静脉，回心血量减少，血压下降，脑血供减少，也会导致头晕。

除了以上这些生理性的原因，有一些孕妈妈由于妊娠反应，导致胃口不好，进食太少，引起低血糖而出现头晕。这种情况下常常伴有心慌、乏力、出冷汗等症状。还有个别孕妈妈，在过度紧张或者休息不足时，也可能出现头晕。

中医理解的妊娠头晕，主要是由于孕期精血下行养胎，不能上荣清窍所致。平时就有些气血不足的孕妈妈，怀孕后就更容易产生头晕了。

头晕对孕期有什么影响？

一般生理性的头晕，不会影响母子健康。

如果孕妈妈频繁出现头晕，并伴有头痛、视力改变等症状时，就要高度警惕了，应该及时就医，看看是否为妊娠高血压造成的。如果确诊，就应该积极配合医生的治疗，避免影响母婴健康。

反复发生头晕的孕妈妈，一定要监测血压，低血压或者高血压都会引起头晕。

如果血压正常，各项检查也没有明显异常，那么注意调养、注意休息、注意情绪即可。

头晕，如何缓解，又提示我们如何养胎呢？

1. 头晕，伴随疲劳心慌

如果头晕目眩，活动后头晕更厉害，劳累就容易发作，平时也有疲劳乏力，精神状态不佳，甚至心慌、睡眠也不好、没什么食欲等症状，这提示气血亏虚。

这时可以吃些补养气血、健运脾胃的养胎食物。比如：

- 黄芪9克，大枣3枚，龙眼肉5克，茯苓9克，煎汤服用。

2. 头晕，伴随耳鸣腰酸

如果头晕，经常发作，还伴有眼睛干涩、健忘、睡眠少、心烦口干，或者耳鸣、疲劳、精神不振、腰酸膝软等症状，这提示肝肾阴虚。

这时可以吃些养肝补肾、养阴平肝的养胎食物。比如：

- 枸杞子9克，百合9克，桑椹9克，菊花6克，煎汤服用。

缓解头晕的方法还有哪些？

- 营养均衡摄入，并注意防治贫血，具体可参考本书"贫血"有关章节。
- 平时备一些饼干、水果、坚果类的小食品在身边，觉得饿时就适当吃点，以防低血糖性头晕。
- 孕中后期，睡眠可适当采取侧卧位，起来时动作要轻一些，避免压迫和出现体位性头晕。
- 孕期保持轻松愉悦的心情，避免过度紧张、兴奋及过度疲劳。还要注意尽量少去空气不流通及人群集聚的场所。

TIPs
- 洗澡时水温不可过高，以防血管扩张，血压降低而引发头晕。

> 一名孕妈妈的自述：知道自己怀孕，兴奋了几天后，接下来就是各种焦虑，各种不由自主地担心。有的时候怎么也提不起兴趣来，那种淡漠的态度，让自己都觉得惊讶，好像宝宝的好与坏、来与不来都无所谓。我不知道发生了什么，但这个感觉似乎很恐怖……

不良情绪，不容忽视

孕妈妈产生不良情绪，有什么原因？

在孕早期，早孕反应的各种不适，比如头晕、恶心、嗜睡等，往往容易让人心生厌烦。

到了孕中晚期，胎儿生长迅速，孕妈妈的身体处于过度负荷状态，又常出现水肿、行动不便、小便频繁、便秘等症状，就容易产生焦虑、烦躁的情绪。再加上睡眠质量的下降，也加重了孕妈妈的不良情绪。

此外，还有社会心理因素，比如计划外怀孕、分娩恐惧、角色转换、在意婴儿性别、担心胎儿畸形、不良妊娠结局等。

孕期的不良情绪，中医是非常重视的，古籍中早有记载，在《胎产合璧》里说"孕妇脏躁，无故悲泣，名曰孕悲"；"妊娠心烦"，则出自《诸病源候论》，王肯堂在《胤产全书》里称"子烦"。

中医认为，"孕悲"的原因是，本来孕妈妈体质就属于五脏阴液不足，再加上孕后精血下聚以养胎，更使得心、肺、肝、肾的阴液亏虚，导致心神不安、魂魄不定。而"子烦"多因火热乘心，导致心惊胆怯，烦闷不安。

不良情绪对孕期有什么影响？

对于孕妈妈出现的焦虑、抑郁等不良情绪，医务人员、孕妈妈及其家属应当予以重视，谨防不良情绪引发的严重后果。

另有研究证实，孕中晚期焦虑的孕妈妈，更容易出现产后抑郁症，并且可能增加胎儿多动症的风险。

不良情绪，如何缓解，又提示我们如何养胎呢？

1　心烦，伴随口渴手热

如果心烦不安，还伴有手足心热、口干渴等症状，这提示阴虚。

这时可以吃些既能滋阴润燥，同时也能清热除烦、止渴生津的养胎食物。比如：

- 淮小麦 30 克，甘草 9 克，百合 9 克，大枣 3 枚，煎汤服用。

2　心烦，伴随口苦胸闷

如果心烦，还伴有胸闷、咽中有痰、口苦等症状，见舌苔黄腻，这提示痰火。

这时可以吃些既能健脾化痰，同时也能清心除烦的养胎食物。比如：

- 姜竹茹 5 克，茯苓 10 克，陈皮 6 克，淡竹叶 9 克，莲子心 3 克，煎汤服用。

3　心烦，伴随胸胁胀痛

如果心烦，还伴有情绪低落、胸闷、胁肋作胀等症状，这提示肝郁。

这时可以吃些既能疏肝，同时也能除烦的养胎食物。比如：

- 玫瑰花 9 克，紫苏叶 6 克，薄荷 3 克，沸水泡服。

4　心烦或孕悲

心烦指心中烦躁不安；孕悲指容易无故伤心，情绪低落。除了上述 3 种调养方法,还可参照《金匮要略》中"妇人脏躁",采用甘麦大枣汤调理。

 · 淮小麦 30 克,甘草 9 克,大枣 3 枚,煎汤服用。

缓解不良情绪的方法还有哪些?

注重心理指导,最重要的是家属要给予充分的理解、重视、关爱。
严重的妊娠期抑郁或焦虑,应及时进行心理或精神治疗。

一般来说,孕期情绪不良的新妈妈,如果月子里也得不到良好的休养和调理,产后抑郁的发病率也比较高。

> 一名当大学老师的孕妈妈来咨询:我从孕中期开始就感觉皮肤干燥,尤其是手,干巴巴的,摸起来很粗糙;身体皮肤也觉得干,有时还瘙痒,但皮肤表面上看不出有什么湿疹之类的东西。我每天护手霜是不离身的,洗澡后也涂润肤露,但是好像只能暂时缓解一点,感觉自己全身都缺水。有没有什么更好的办法呢?

皮肤干燥,涂抹润肤霜也缓解不了

孕妈妈皮肤干燥,有什么原因?

主要原因是孕妈妈体内激素水平的变化,使得皮肤变得干燥、粗糙、弹性降低。皮肤干燥还可能引发皮肤瘙痒,尤其在秋冬季节,沐浴后更为明显。

此外,干燥综合征、糖尿病、特应性皮炎等也会引起皮肤干燥,这就是病理状态了。

中医把皮肤干燥称为"燥证",是人体感受燥邪或机体津液亏损后,体表肌肤和体内脏腑缺乏津液、干枯不润的表现。因此，单从肌肤外补水是远远不够的，应内外兼顾，滋阴润燥。

皮肤干燥对孕期有什么影响？

一般来讲，非病理状态的皮肤干燥对孕妈妈和胎宝宝影响不大，不必担心。循此症状找到养胎的依据是我们可以为胎宝宝做的。

皮肤干燥，如何缓解，又提示我们如何养胎呢？

1　皮肤干燥，伴随烦躁不寐

如果皮肤干燥，同时还伴有烦躁不寐等症状，见舌淡，这提示血虚失润。这时可以从吃些既能补血生津，同时也能滋阴润燥的养胎食物。比如：

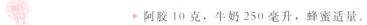
- 阿胶 10 克，牛奶 250 毫升，蜂蜜适量。

做法：把阿胶放进杯里，以温开水溶解后，加入牛奶隔水炖半小时，取出放凉至适合饮用的温度后，加蜂蜜调和服用。

2　皮肤干燥，伴随口渴便干

如果皮肤干燥，同时还伴有口干、面部皮肤发红、心烦、大便偏干等症状，见舌红少津，这提示阴虚失养。

这时可以吃些滋阴生津润燥的养胎食物。比如：

- 玉竹 9 克，山药 12 克，百合 10 克，银耳 9 克，煲汤服用。

3　皮肤干燥，伴随神疲乏力

如果皮肤干燥，同时还伴有神疲乏力、语声低微等症状，见舌体胖大，这提示气虚。

这时可以吃些补气润燥的养胎食物。比如:

- 黄芪10克,山药15克,大枣9克,熬粥服用。

缓解皮肤干燥的方法还有哪些?

- 均衡营养,多吃优质蛋白、富含维生素的食物,如牛奶、水果、蔬菜等。
- 保证充足睡眠,避免曝晒。
- 慎用化妆品,应选择惯用的、性质温和的化妆品,以免引起过敏反应。
- 注意保持皮肤清洁,避免用手直接接触洗涤剂,清洁皮肤后及时擦保湿润肤品。

TIPs
- 洗澡水不宜过热。

一般而言,如果产后调理得当,气血、气阴恢复正常,皮肤干燥也会消失的。

一名孕妈妈的网络咨询:我现在是孕26周多,好像很容易抽筋,不知道为什么?有时候是早上起床时,最讨厌也最频繁的是发生在夜间,主要是小腿肚和脚抽筋,常常被抽筋"揪"醒;有的时候伸个懒腰也会抽筋,腰腹部也会抽筋,补了钙也不见好转。难受!怎么破?

抽筋:钙也补了还是抽筋

孕妈妈抽筋,有什么原因?

孕妈妈小腿的腓肠肌抽筋最为频繁,一般认为是磷离子过多或钙、镁离子不足的缘故。特别是孕晚期，孕妈妈对钙的需求量逐步增大。

抽筋经常在夜间发作，这是因为人体血钙的水平，夜间比白天低。

还有一部分孕妈妈，是因为体重增加之后，两腿的负担增重，引起肌肉痉挛；或者长时间外出溜达，或站立时间较长，导致局部酸性代谢物堆积，引起肌肉痉挛；在电解质失衡或B类维生素缺乏的基础上，受凉、受压、负重、过度劳累、紧张等，都是诱发抽筋的原因。而这些原因所导致的抽筋，即使拼命补钙，抽筋也不会缓解。

中医理解的抽筋，是因为筋脉挛急了。

抽筋对孕期有什么影响？

一般而言抽筋不会持续很久，这就影响不大。

如果持续抽筋，采用一般方法仍无法缓解，那就要请医生判断是否发生静脉血栓等原因，得采取相应措施。

抽筋，如何缓解，又提示我们如何养胎呢？

当用甘缓之品。脾主肌肉，肝主筋，因此可选择养肝、柔肝、补脾、健脾之品。比如：

- 甘草9克，大枣3枚，熬汁当茶饮。
- 山药15克，枸杞子9克，加粳米适量，熬粥服用。

缓解抽筋的方法还有哪些？

发生腿抽筋的时候，最直接、有效的缓解办法就是忍痛把腿伸直，尽量绷直，膝盖不要弯曲，把脚尖尽量地往上翘，然后脚后跟用力地往下蹬，症状很快就可以缓解了。也可以请家人帮忙做类似这样的拉伸运动，尤其是孕晚期的孕妈妈，因为她们一般够不到自己的脚。

- 平时多吃一些富含钙质和维生素 B_1 的食物，比如鱼、蛋、牛奶，还有蔬菜、豆制品、坚果等。
- 对于已经出现腿抽筋、牙齿松动、关节疼痛、骨盆疼痛等症状的孕妈妈，不妨试试营养专家给出的饮食补钙建议。
  - 孕早期每天 250～300 毫升的鲜奶或酸奶，可以满足孕妈妈每天 800 毫克钙的需求量。
  - 孕中期再加适量坚果、豆制品，则可以满足孕妈妈每天 1000 毫克钙的需求量。
  - 钙磷的比例也非常重要，含钙磷的食物有奶及奶制品、海带、黄豆、木耳、花生、动物肝脏及鱼虾、绿色蔬菜等。
  - 补钙同时服用维生素 D。因为维生素 D 可以全面调节钙的代谢，增加钙的吸收。食物来源有猪肝、蛋黄、乳酪、鱼肝油等。《儿科学》的建议是在孕晚期，孕妈妈每天补充 800IU 的维生素 D。
- 晒太阳是维生素 D 的主要来源，孕妈妈不妨在上午 9～10 点，下午 4～5 点晒晒太阳。
- 养成运动的习惯，经常活动腿部，不要长时间站立或久坐。
- 每晚临睡前用温水洗脚，并轻轻抚摸小腿腓肠肌；把小腿稍稍垫高；夜间睡觉注意保暖，平日予局部热敷，促进血液循环。

TIPs

- 药物补钙的话，要注意不宜过量。因为孕妈妈摄入过多的钙，不仅对胎儿不利，也会影响孕妈妈机体对铁、镁、磷等矿物质的吸收。

大多数孕妈妈，分娩后，随着两腿负担的减轻，小腿抽筋的现象也就缓解了。

> 一名二胎孕妈妈的自述：我怀第一胎时，可能是由于年轻体质好，啥事没有。但是产后，明显体质下降，容易感冒，容易疲劳。这都不是重点，重点是这次怀孕，到现在8个月多了，而湿疹反反复复了5个多月，有的时候半夜会痒醒来，又不敢抓，难受啊……医生也不敢给我用药，最多用点炉甘石，用处也不大，我只好这样扛着。现在的问题是影响我正常睡眠了，有什么好办法吗？

湿疹，痒还不敢抓

孕妈妈湿疹，有什么原因？

首先，孕妈妈由于免疫功能受到抑制以及内分泌的改变，皮肤敏感性增加。

叠加的原因是，诸如食物、油漆、花粉、尘螨、动物皮毛、化妆品、紫外线及冷空气等的刺激，易导致过敏反应发生。

有观察发现，平时爱出汗、代谢旺盛、过敏体质的孕妈妈更容易发湿疹。

中医对妊娠期湿疹的理解是：大多数原因是因为先天禀赋不足，加之孕期过食补益之品或肥甘厚腻荤腥之物，或因怒气伤肝，肝郁犯脾，抑或思虑伤脾，导致脾胃运化失司，进而水湿内生，郁而化热。体内湿热加外感之风邪，以致风湿热邪浸淫肌肤而发湿疹。

少数孕妈妈表现为慢性湿疹，这是因为怀孕后肝血濡养胎儿，无以滋润肌肤，血虚化燥生风所致。

总之，湿疹病位虽然在皮肤，但与脾、肝、肺的病变有密切关系，其中尤以脾湿受风为发病主因。

湿疹对孕期有什么影响？

湿疹对孕妈妈影响不大，但是因为常表现为皮肤瘙痒、皮损、丘疱疹、结痂及抓痕、色素沉着等,引起各种生活的不便。

此外,由于孕妈妈处于特殊的生理状态,临床用药上有很多限制。西医治疗湿疹一般采取内服抗组胺药,外用糖皮质激素治疗。但因考虑到对胎儿的影响,这些药物在孕妈妈湿疹的治疗上并不常用,所以很多医生遇到孕妈妈湿疹时常有无药可用之感。

湿疹,如何缓解,又提示我们如何养胎呢?

1　湿疹,伴随口渴便干

如果湿疹发病急,皮损潮红灼热,瘙痒无休,渗液流滋,还伴有身热、心烦、口渴、大便干、尿少尿黄等症状,这提示湿热浸淫。

这时可以吃些清热利湿的养胎食物。比如:

- 茯苓 15 克,金银花 10 克,生甘草 6 克,淡竹叶 10 克,煎汤服用。

2　湿疹,伴随疲劳便溏

如果湿疹发病较缓,皮损潮红,瘙痒,抓后糜烂流滋,可见鳞屑,还伴有食欲不佳、神疲、腹胀、便溏等症状,这提示脾虚湿蕴。

这时可以吃些健脾利湿的养胎食物。比如:

- 党参 9 克,茯苓 10 克,菊花 6 克,荆芥 6 克,陈皮 6 克,煎汤服用。

3　湿疹,伴随口干身倦

如果湿疹病久反复不愈,皮损色暗或色素沉着,剧痒,或皮损粗糙肥厚,还伴有口干但又不想喝水,身倦乏力等症状,这提示气血不足,血虚风燥。

这时可以吃些补气、养血、祛风的养胎食物。比如:

- 黄芪 10 克,当归 5 克,菊花 6 克,山药 10 克,桑叶 10 克,煎汤服用。

缓解湿疹的方法还有哪些?

推荐两种湿疹外用方,可搭配上述内服方使用:

- 黄柏 15 克,马齿苋 30 克,地肤子 20 克,煎汤,温水湿敷患处 20 分钟,擦干后涂尿素乳膏。
- 取成熟晒干艾叶 30~50 克,在澡盆中用沸水冲泡 5~10 分钟,取出艾叶加水调至适宜水温,沐浴。

保证有效睡眠,睡眠是人体补养气血的时候,如果睡眠不足,血虚就不能濡养肌肤,皮肤抵抗力就减弱了。

避免接触诱发湿疹的过敏原,如动物皮毛、花粉、螨尘、化妆品、辛辣刺激性食物、海鲜等,也尽量避免紫外线及冷空气刺激,避免使用肥皂等刺激物洗涤衣物。

穿纯棉、宽松的衣物。

注意清洁皮肤,保持皮肤干爽。注意洗澡水温度不要过高。

一般而言,妊娠湿疹一般在产后 3 周左右自行消退。

> 一名三胎孕妈妈的自述:我这次怀孕,有一个情况跟以往两胎不同的是,我这胎特别容易"漏尿",尤其到孕中期以后,内裤过一会就会变得湿哒哒的,动作过大也会出现这种尴尬的情况,比如我在做孕妇瑜伽的时候……更尴尬的是在大街上出现漏尿,所以我只好有点尿意就提前去排掉。产检医生告诉我说这是"压力性尿失禁",很多孕妈妈都这样,让我别担心。但是为啥我前两胎都没有这个情况啊?是不是因为我年龄大了?我需要注意什么?

漏尿,大写的尴尬

孕妈妈漏尿,有什么原因?

首要的原因归结于,孕妈妈膀胱、尿道发生的一系列生理性变化。妊娠早期，膀胱的容量增加，妊娠后期胎头入盆时，膀胱的容量又减少，而孕妈妈特殊身体姿势使膀胱和尿道内压力改变。

叠加的原因是，孕妈妈体内激素分泌的增加，使骨盆底组织和肌肉拉伸，从而导致控制膀胱排尿的括约肌变薄弱。

当大笑、咳嗽、喷嚏或跑步时，孕妈妈腹腔内和膀胱周围压力增大，而盆底肌群又因为变得疲软而无力阻止尿液的溢出。

中医的理解是，膀胱的储尿和排尿功能均依赖于肾的气化作用，容易漏尿的孕妈妈多因脾肺虚弱，不能通调水道；或因肾气不足，不能温煦膀胱，膀胱不能固摄所致。年龄、体质等因素都可能影响脾、肺、肾的功能。

漏尿对孕期有什么影响？

一般来讲，漏尿不会危及胎宝宝，主要引起生活上的不便和工作社交时的尴尬。

漏尿，如何缓解，又提示我们如何养胎呢？

1 漏尿，伴随疲劳便溏

如果漏尿，还伴有疲劳乏力、四肢倦怠、气短、懒得讲话、脸色发白没有光泽、大便散渣渣或稀溏不成形等症状，这提示气虚不固。

这时可以吃些既能健脾补气，同时也能固摄的养胎食物。比如：

- 黄芪 12 克，山药 15 克，大枣 9 克，陈皮 9 克，葛根 9 克，煎汤服用。

2 漏尿，伴随腰酸耳鸣

如果漏尿，还伴有腰酸背痛，膝盖发软，或伴有耳鸣，或常有下肢浮肿等症状，这提示肾虚不固。

这时可以吃些既能补肾益气，同时也能固摄的养胎食物。比如：

- 莲子 15 克，芡实 12 克，茯苓 10 克，山药 15 克，黄芪 9 克，枸杞子 10 克，煎汤服用。

缓解漏尿的方法还有哪些？

平时要注意及时排尿。

尽量控制水分和盐分的摄入。

防止便秘。

避免提重物。

盆底肌的锻炼可明显减少尿失禁的发生，不妨在医生指导下做做提肛运动以及其他盆底肌训练。

严重的漏尿应该及时就医。

TIPs

- 如果用护垫，应该选择柔软透气的，以减少刺激。护垫要勤换，因为漏尿之后潮湿的阴部环境容易滋生细菌。

一般而言，随着胎儿的娩出和子宫的复旧，漏尿症状在分娩后的 3 个月内可出现不同程度的缓解或消失。也有为数不少的新妈妈，由于产后调养不当，落下产后多年漏尿不愈的毛病。

偶发症状

小部分孕妈妈才有的

一名上海孕妈妈的咨询：我现在怀孕2个月了，最近好像特别容易流口水。早上睡觉起来，发现枕头上有很多的口水，还发黄，午休也是，有点尴尬。老公说是因为睡得太香了，呵呵……我想知道，这正常吗？另外，怎么养胎更好？

老是流口水，枕头都发黄了

孕妈妈流口水，有什么原因？

首先，孕妈妈由于身体内激素的变化，以及肠胃被逐渐变大的子宫压迫，使得胃内酸性内容物从胃里反流到食道、喉咙及嘴里，刺激黏膜引起流口水。

其次，如果牙齿清洁不彻底，食物残渣使得口腔内细菌繁殖，引起龋齿、牙周病也会导致睡觉时流口水。

还有些孕妈妈，由于食用燥热、油腻的煎炸类食物过多，食物难以完全消化而停留在胃中，从而刺激唾液腺分泌过多，导致流口水。

中医认为，孕妈妈流口水可能与脾虚、肾虚、湿热、肝胃虚寒或寒热错杂等身体因素有关。

流口水对孕期有什么影响？

老是流口水可能会引发恶心，干扰睡眠。

对于症状严重的，比如伴发胃痛难忍，要去医院做详细检查。

流口水，如何缓解，又提示我们如何养胎呢？

1　流口水，伴随疲劳乏力

如果流出口水质地清稀，还伴有食欲不佳、疲劳乏力等症状，见舌淡，这提示脾虚。

这时可以吃些健脾收涩的养胎食物。比如：

- 山药15克，芡实10克，益智仁6克，煎汤服用。

2　流口水，伴随小便清长

如果流出口水质地清稀，同时还伴有小腹怕冷，小便多而清长，甚至遗尿等症状，见舌淡，这提示肾虚。

这时可以吃些补肾、收敛固摄的养胎食物。比如：

- 山萸肉9克，山药15克，沙苑子6克，杜仲6克，煎汤服用。

3　流口水，伴随口中黏腻

如果流出口水颜色发黄，质发黏，还伴有口中发腻或有异味，或者口干口苦，大便干或粘马桶等症状，见舌苔黄腻，这提示湿热。

这时可以吃些清热化湿的养胎食物。比如：

- 佩兰6克，生麦芽9克，大豆卷9克，煎汤服用。

4　流口水，伴随胃痛、头痛、怕冷

如果流口水，又食后泛泛欲呕，或呕吐酸水，或干呕，或吐清涎冷沫，还伴有胃脘胀痛、胸满闷、巅顶头痛、怕冷、四肢发凉甚至手足冷、大便泄泻、烦躁等症状，见舌淡苔白滑，这提示肝胃虚寒，阴浊上逆。

这时可以吃些温中补虚，降逆止呕的养胎食物。比如：

- 小茴香 3 克，竹茹 5 克，煎汤服用。

5　流口水，伴随烦热腹痛

如果流流出口水颜色发黄，质发黏，想呕吐，还伴有胃部胀满不舒、胸闷、烦热、腹痛或腹泻等症状，见舌苔白滑，这提示寒热错杂。

这时可以吃些寒热并调、和胃降逆的养胎食物。比如：

- 陈皮 5 克，竹茹 5 克，蒲公英 10 克，生姜 2 片，煎汤服用。

缓解流口水的方法还有哪些？

每天应少食多餐，多吃新鲜的蔬菜和水果，尽量不要吃酸辣的食物。

饭后 30 分钟内不要躺倒，吃饭时保持直立的坐姿，这样胃酸就不会反流。

如果感觉唾液的味道无法忍受，可以含一粒薄荷糖，或者使用含薄荷的牙膏。

一般而言，分娩后子宫对肠道的压迫消失了，也没有了激素的影响，流口水现象会逐渐消失。

一名年轻孕妈妈的咨询：目前怀孕5个月，前两天得了口腔溃疡，吃东西都很难受，喝水也疼，又不敢用药。我就喝了不少绿豆汤来下火，喝得都拉肚子了，口腔溃疡还是生疼生疼的，请问还有什么方法呀？

口腔溃疡，反反复复

孕妈妈口腔溃疡，有什么原因？

孕妈妈口腔溃疡大多是由于不合理的膳食结构、食欲差或偏食等，导致维生素 B_2 等营养物质缺乏，不能满足自身及胎儿生长发育的需要造成的。

有的孕妈妈，是由于怀孕后每天吃各种补品，包括蛋白粉、骨头汤、炖肉、排骨等，如果没有控制好量，补得"过头"了，就容易上火，诱发口腔溃疡。

有研究表明，精神因素也是导致口腔溃疡的原因之一。孕妈妈在怀孕前，雌激素占主导地位，孕激素比较少。怀孕以后呢，则以孕激素为主，这一变化往往使孕妈妈焦虑不安，情绪不稳定，很容易产生焦虑、抑郁的情绪。平时性格偏内向的孕妈妈，就更容易情绪不稳定了。

还有研究表明，口腔溃疡与免疫系统紊乱有关，经常熬夜就比较容易导致免疫系统紊乱。

另外，过度疲劳，以及由孕期呕吐导致的体内缺水、便秘、胃动力不足、消化系统功能紊乱等，均可能是孕妈妈发生口腔溃疡的原因。

中医认为，口疮发病多与脾的功能失调有关，还涉及心、肾脏腑，其他如饮食不节、热毒上蒸等也可引起口疮。

口腔溃疡对孕期有什么影响？

口腔溃疡对胎儿影响不大，但是会给孕妈妈带来疼痛感，影响进食，甚至导致摄取营养不足，同时还加重了不安的情绪。

口腔溃疡，如何缓解，又提示我们如何养胎呢？

口腔溃疡，很多时候，人们总认为是上火导致的，所以习惯性用一些"下火"的食物。可是，有的孕妈妈用之有效，有的却越"下"，"火"越大，这是为什么呢？

殊不知，这是因为"口疮不独火"啊！意思就是，口腔溃疡不一定都是"有火"，甚至有的还需要"温阳"呢。即便"下火"，也有"实火"和"虚火"之分。

听上去这么复杂啊！？没关系，只要学会看伴随症状，孕妈妈也能自己"对号入座"，正确处理。

1　口腔溃疡，数量多、灼痛而鲜红

如果口疮数目较多，创面小，多分布在舌尖，灼痛明显，色鲜红，多伴全身心火亢盛症状，如心烦、舌尖发红、小便灼热等，这提示心火上炎。

这时可以吃些清心降火的养胎食物。比如：

- 莲子心5克，淡竹叶12克，沸水冲泡放凉后当茶饮，或频频漱口。

2　口腔溃疡，数量多、红肿而有渗出

如果口疮数目较多，甚或融合成片，疮周红肿，溃点表面多黄白渗出物，伴全身脾胃热盛症状，如口干、大便秘结、胃中灼热感或有疼痛等，这提示脾胃积热。

这时可以吃些清降脾胃积热的养胎食物。比如：

- 金银花9克，蒲公英15克，沸水冲泡，放凉后当茶饮，或频频漱口。

3　口腔溃疡，数量少、灰黄色膜，又伴随手足心热

如果口疮数目少，分散，大小不等，边缘清楚，表面有灰黄色膜覆盖，全身见阴虚火旺症状，如手足心热、睡着了出汗、心烦、口渴、大便偏干等，这提示阴虚火旺。

这时可以吃些滋阴清热、生津的养胎食物。比如：

- 麦冬 9 克，芦根 12 克，煎汤，放凉后代茶饮，或频频漱口。

4　口腔溃疡，数量少、灰白色膜，又伴怕冷

如果口、疮数目较少，溃点大而深，表面灰白，日久不愈，全身或有阳虚表现，如畏寒肢冷、面色苍白、大便溏薄、小便清长等，这提示脾肾阳虚。

这时可以吃些温阳敛火的养胎食物。比如：

- 肉桂 3 克，乌梅 9 克，煎汤代茶饮，或频频漱口，或以姜汁外涂溃疡处。

5　口腔溃疡，色淡而又疲劳乏力

如果口疮色淡，神疲乏力，这提示脾气虚弱。

这时可以吃些补气清热的养胎食物。比如：

- 黄芪 9 克，莲子心 3 克，肉桂 1 克，生甘草 6 克，煎汤代茶饮，或频频漱口。

缓解口腔溃疡的方法还有哪些？

- 口腔溃疡症状轻微者，可用生理盐水漱口；也可将维生素 C 研成粉末，涂抹于溃疡表面；或在医生指导下口服维生素 B_2。
- 注重口腔卫生。做到早晚刷牙、三餐后漱口，经常使用牙线清洁牙缝内残存的食物。
- 营养均衡，注意肉、奶、蛋、蔬菜、水果及水分的摄入。少食多餐，不暴

饮暴食，多进食一些清淡的食物。
劳逸结合，不要过度疲劳，更不要熬夜。
保持良好的心理状态。孕妈妈要适应身份转变，学会排解自身的压力及焦虑，学会放松心情，保持积极的心理状态。假如遇到困难，建议孕妈妈多和家人、朋友在一起，做一些自己喜欢的事情，这样也可以不胡思乱想，减小心理压力。

TIPs

- 如果患上了口腔溃疡，不要轻易使用口腔溃疡贴或者药粉，毕竟孕妈妈属于特殊群体，使用前应先咨询相关的医生。严重的要就医，确定病因才能对症治疗。

平时容易反复口腔溃疡的孕妈妈，产后要特别留意，找到内在的因素，针对性调理，趁着产后机体重构的机会，争取带走这个小毛病。

一名上海孕妈妈的咨询：以前总听别人说"她头痛"，自己从来不知道是什么滋味。自从怀孕后自己也有过头痛，总算知道了，那滋味不好受啊，头又痛又胀，有时还影响睡眠，心情也好不起来。为什么我这种从来不头痛的人，怀孕后也会头痛呢？我也没有任何感冒症状啊。我该怎么办？对宝宝有影响吗？

头痛，不感冒也头痛

孕妈妈头痛，有什么原因？

怀孕早期，由于体内激素的变化，头痛是很常见的。
当然，很多原因都可能导致头疼，比如精神紧张、低血糖、睡眠不足、饮食及特殊气味、轻度贫血、鼻窦出血、眼疲劳等等。还有情绪因素，生气的时候血压会急剧升高，也会导致紧张型头痛。有的时候我们会说"气得我头疼"，就是这个原因。

怀孕后期出现的头痛不像怀孕早期那么普遍，但可能预示着一些更严重的问题，比如高血压、子痫等。

有研究表明，妊娠期头痛的孕妈妈，约三分之一为偏头痛，三分之一为子痫前期或子痫导致的头痛，三分之一为其他病因所致的头痛。

另外，累了、饿了、压力大了，以及缺乏新鲜空气、运动过少或过多，都可能对头痛的频率和强度产生一定影响。

中医的理解是，由于外感与内伤，致使脉络拘急或失养，清窍不利所致。孕妈妈因气血下行来养胎了，所以容易清窍失养。

头痛对孕期有什么影响？

一般轻微的孕早期的头痛，是妊娠反应的一种，属于生理现象，孕妈妈不必担心。

但如果在孕中晚期出现头痛，特别是前额处疼痛或者同时伴随眼花或呕吐，一定要尽快去医院就诊，可能是妊娠高血压引起。对于水肿明显、血压升高的孕妈妈，先兆子痫的可能性较大。先兆子痫是妊娠高血压综合征的进一步发展，表明心、肝、肾等重要器官缺血缺氧了，孕妈妈千万不要掉以轻心了。

另外，对于较为剧烈的头痛，或者有其他不适的伴随症状，或者影响睡眠、影响妊娠的头痛，都应该就医，通过医疗手段找到真正的原因。毕竟头痛的原因还是比较复杂的，有原发性的，也有继发性的。

头痛，如何缓解，又提示我们如何养胎呢？

1　头痛，伴随后背痛、怕冷

如果头痛，为突然发生，痛连着脖子、后背，还伴有怕冷、无汗或鼻塞喷嚏等症状，见舌淡苔白，这属于风寒头痛。

这时可以吃些疏散风寒，同时也能清利头目的养胎食物。比如：

- 紫苏叶 9 克，薄荷 3 克，生姜 3 片，煎汤频繁服用，微微发汗。

2　头痛，伴随发热口渴

如果头胀痛，伴有发热或怕风、口渴欲饮、面红目赤、咽痛等症状，见舌红，苔白或黄，这属于风热头痛。

这时可以吃些疏散风热，同时也能平肝潜阳的养胎食物。比如：

- 金银花 9 克，菊花 9 克，薄荷 3 克，沸水泡服当茶饮。

3　头痛，伴随烦怒眩晕

如果头胀痛，还伴有眩晕、心烦易怒、面赤口苦，或兼耳鸣胁痛、夜眠不宁等症状，这属于肝阳头痛。

这时可以吃些平肝柔肝，同时也能清利头目的养胎食物。比如：

- 玳玳花 9 克，菊花 9 克，薄荷 3 克，枸杞子 9 克，沸水泡服当茶饮。

4　头痛，伴随胸闷痰多

如果头痛，还伴有昏昏蒙蒙、胸脘满闷、恶心、呕吐痰涎等症状，见舌淡，苔白腻，这属于痰浊头痛。

这时可以吃些健脾化痰的养胎食物。比如：

- 竹茹 5 克，陈皮 6 克，生姜 3 片，煎汤服用。

5　头痛，伴随疲劳乏力

如果头痛，还伴有头晕，遇劳加重，面容没有光泽，心慌，或者白天汗多，气短，怕风，疲劳乏力，精神不佳等症状，这属于气血亏虚。

这时可以吃些补气养血、平肝的养胎食物。比如：

- 党参9克，黄芪9克，大枣3枚，菊花9克，煎汤服用。

6　头痛，伴随腰酸耳鸣

如果头痛，空空的痛，还伴有眩晕、耳鸣、腰膝酸软、睡眠不佳、健忘等症状，这属于肾虚。

这时可以找些滋补肝肾，同时也能平肝的养胎食物。比如：

- 山药15克，枸杞子12克，天麻9克，煎汤服用。

7　头痛，刺痛，夜间加重

如果头痛，经久不愈，其痛如刺，入夜尤甚，固定一个位置疼痛，这属于血瘀。

孕期忌吃活血化瘀的食物，这时可以找些补气行气的养胎食物。比如：

- 黄芪9克，玫瑰花9克，葱白3克，煎汤服用。

缓解头痛的方法还有哪些？

- 放松心情，哪怕在头痛已经发生的情况下，也要尽量平静心态，减少紧张性头痛的因素。
- 缺氧引起的头痛，可以到医院吸吸氧，缓解头痛。
- 每晚保证至少有7~8小时的睡眠，充足的休息有助于缓解头痛。
- 头部按摩也可舒缓头痛。
- 白天要注意适当饮水，防止脱水。

一般而言，由于怀孕所导致的头痛，分娩后头痛会缓解或消失。但是如果产后调养不当，孕期出现头痛的妈妈，容易落下产后头痛的毛病。

一名年轻孕妈妈的咨询：我本来不是一个爱出汗的人，可是怀孕以后，就特别容易出汗，尤其晚上睡觉的时候很容易出汗，每天前胸和后背都出很多汗。我网上查了下，知道这是"妊娠多汗"，但是我这个汗多得影响睡眠，这还正常吗？我要怎么处理呢？

出汗量大，正常吗

妊娠多汗，有什么原因？

主要是因为孕妈妈体内激素水平发生变化，新陈代谢加快，导致皮肤血流量增加而出汗增多。这属于生理现象。

另外，如果孕妈妈缺钙或维生素、休息不足，也可以导致出汗较多。

当然，妊娠多汗应该排除甲亢、糖尿病等病理性情况。

中医认为，孕妈妈气血下行养胎，相对气阴不足，如果气虚不固，或者阴虚内热，就容易导致汗出。另外，湿热比较重的孕妈妈，也容易湿热蒸腾，迫津汗出。

妊娠多汗对孕期有什么影响？

妊娠期多汗一般并不会直接引起严重后果，但多汗会引发皮肤湿疹或其他皮肤疾病。夜间盗汗还可能影响孕妈妈睡眠，给日常生活带来很多不便。

妊娠多汗，如何缓解，又提示我们如何养胎呢？

1　汗多，伴随疲劳易感

如果汗多，稍稍劳累后汗出更多，同时还伴有怕风、易于感冒、体倦乏力、脸色发白没有光泽等症状，见舌淡苔白，这提示气虚，肺卫不固。

这时可以吃些补气敛汗的养胎食物。比如：

- 黄芪 12 克，黄精 12 克，浮小麦 15 克，大枣 3 枚，煎汤服用。

2　　汗多，伴随五心烦热

如果汗多，或者睡着了也出汗，同时还伴有五心（手足心和心胸）烦热，或兼午后发热，两颧色红，口渴等症状，见舌红少苔。这提示阴虚内热。

这时可以吃些滋阴敛汗的养胎食物。比如：

- 百合 12 克，玉竹 12 克，淮小麦 15 克，茯苓 15 克，煎汤服用。

3　　汗多，伴随口苦烦躁

如果汗多、汗黏，汗液使衣服发黄，还伴有脸红烘热、烦躁、口苦、小便黄等症状，见舌苔薄黄，这提示肝胆湿热，迫津外泄。

这时可以吃些清肝泻热、化湿和营的养胎食物。比如：

- 菊花 10 克，竹叶 12 克，大豆卷 10 克，小麦 10 克，煎汤服用。

缓解妊娠多汗的方法还有哪些？

除内服外，也可以酌情选用外用疗法。如五倍子敷脐法：取五倍子粉 3 克，用适量陈醋调匀，呈褐色膏状时，均匀地涂敷于脐部，涂毕用无菌纱布覆盖并固定，次晨取下。每天 1 次，4 天为 1 个疗程。涂药后要密切观察局部皮肤，如有过敏现象，应立即停用。

充足的睡眠，舒畅的心情，少食辛辣刺激食物，都有助于自主神经的协调，缓解多汗。

勤用温水擦洗身体，勤换衣，选择天然材质的宽松衣服，确保皮肤的清洁、干爽、舒适。

一般而言，分娩后由于气血阴阳的失衡，新妈妈会出褥汗，孕期出汗较多的新妈妈，褥汗也相对出得更多，我们都知道汗出多了气阴会随之外泄，因此，新妈妈产后调理时要根据具体情况或补气滋阴，或清热利湿等，以期更好康复，并且预防产后汗证，保证优质母乳。

> 一名25岁的白领孕妈妈的课后提问：我怀孕前，大便就有点不太成形，怀孕以后就更厉害了，一天3~4次大便，有时候还有点腹泻的意思，其他倒没什么不舒服。我一直不敢吃药，但是又担心一直这样腹泻会不会引起胎宝宝营养不良呢？还有，医生让我注意，万一腹泻剧烈，可能引发宫缩，这也是我蛮担心的。我的问题是，现在有没有什么安全的办法干预下呢？

腹泻，饮食可以缓解吗

孕妈妈腹泻，有什么原因？

一般来说，怀孕本身并不会增加腹泻的概率，但由于内分泌的关系，孕妈妈的胃肠道比较敏感，在日常生活中接触到病原体就容易导致腹泻，比如沙门菌、痢疾志贺菌、弯曲杆菌等。

尤其是孕前就有大便溏薄，容易腹泻的孕妈妈，要多加注意。

中医认为，腹泻的病因是多方面的，如感受外邪、饮食所伤、脾胃虚弱、命门火衰等。这些病因导致脾虚湿盛，脾失健运，大小肠传化失常，而成腹泻。

腹泻对孕期有什么影响？

偶尔或者不严重的腹泻，对母子影响不大，孕妈妈不必太担心，积极治疗就好。

过于频繁的腹泻,可能使母体中的水分、电解质等物质大量流失,导致脱水,或影响到胎儿的营养吸收,严重的可能会诱发宫缩。所以,孕妈妈还是要积极预防和警惕腹泻的发生。

腹泻,如何缓解,又提示我们如何养胎呢?

1　腹泻,大便清稀

如果大便清稀,甚则如水样,还伴有腹痛肠鸣、脘闷食少等症状,见舌苔白腻,这提示寒湿。

这时可以吃些既能温中散寒,同时也能利湿止泻的养胎食物。比如:

- 生姜5片,茯苓15克,紫苏叶6克,陈皮6克,与粳米煮粥服用。

2　腹泻,大便急迫黄臭

如果泻下急迫,或泻而不爽,粪色黄褐,气味臭秽,还伴有腹痛、肛门灼热,或身热口渴、小便短黄等症状,见舌苔黄腻,这提示湿热。

这时可以吃些既能清热利湿,同时也能止泻的养胎食物。比如:

- 车前草20克,茯苓15克,与粳米煮粥服用。

3　腹泻日久,大便时泻时溏

如果稍进油腻食物或饮食稍多,大便次数即明显增多,夹有不消化食物,大便时泻时溏,迁延反复,还伴有饮食减少、饭后胃部胀满不舒服、面色萎黄、神疲倦怠等症状,见舌淡苔白,这提示脾虚。

这时可以吃些既能健脾利湿,同时也能止泻的养胎食物。比如:

- 党参 12 克，山药 15 克，白扁豆 12 克，陈皮 9 克，茯苓 15 克，与粳米煮粥服用。

缓解腹泻的方法还有哪些？

服用一些容易消化的稀粥等流质食物，有利于脾胃功能的恢复，缓解腹泻。避免进食辛辣刺激、油腻、过冷的食物，以免加重胃肠负担。
香蕉、桃子等水果不宜过量食用。

TIPs

- 一旦出现了腹泻，就必须时刻注意胎动情况，如果有异常情况就应该及时就医。

一名上海二胎孕妈妈的咨询：我是高龄孕妇，我现在怀孕 5 个月多了，老是感觉肚子不舒服，腹部有种坠坠的感觉，有时甚至有点轻微的坠痛，尤其是劳累后更明显。产检一切正常，但是还是有点担心，会不会流产呀？我怀第一胎时没有这个感觉哎……这跟年龄有关吗？我能做点什么呢？

腹部下坠感，会发生意外吗

孕妈妈出现腹部下坠感，有什么原因？

在怀孕初期，很多孕妈妈都表示有下腹坠胀的感觉。这是因为随着子宫的变大，其韧带受拉扯所致，有的孕妈妈甚至有坠痛的感觉，这是正常的生理现象，不必过分担心。随着宝宝的长大，子宫会渐渐适应这种状况，下腹坠胀感也会渐渐消失的。

此外，孕妈妈的脏器相对位置改变了、受到压迫了，会造成下腹有下坠感，或者伴有隐隐作痛，甚至抽痛，也属于正常的。

到了孕中期，孕妈妈可能又出现小腹有下坠感，或者有些隐痛、抽痛、胀痛等，部位多位于下腹部子宫一侧或双侧。这是因为随着胎宝宝的迅速生长，子宫也快速增大。特别是当出现假宫缩的时候，下坠的感觉更严重，但这通常也不会对怀孕构成威胁。

中医认为，小腹有下坠感多属于脾气虚弱，中气不足，固胎乏力。而中气是否充足跟体质、年龄等因素都有相关性。

腹部下坠感对孕期有什么影响？

一般来说，生理性的腹部下坠感对妊娠本身无太多影响，但可能会引起不适，容易对孕妈妈造成心理压力。

如果孕妈妈在怀孕初期下腹坠胀的同时，还伴有阴道出血，这可能预示着先兆流产。这时候孕妈妈应该少活动，多卧床，不要行房事，勿提重物，并补充水分。如果疼痛加剧或持续出血，需要立即就医。

另外，多胎妊娠、巨大儿、羊水过多的孕妈妈，到孕晚期由于子宫过度扩张，下腹部坠痛或腰背部疼痛明显，严重者会影响日常工作生活，甚至造成胎膜早破、早产。这种情况需要到产科就诊。

此外，急性胃炎、胃肠炎、急性胰腺炎以及子宫肌瘤变性等疾病，也会让孕妈妈感觉肚子坠痛。因此，如果是急性腹部坠痛，也该及时到医院就诊，对症治疗，避免病情恶化或发生流产。

腹部下坠感，如何缓解，又提示我们如何养胎呢？

1　腹部下坠感明显，伴随神疲乏力

如果腹部有明显下坠感，同时还伴有精神不振，疲劳乏力，或者大便溏稀

等症状,这提示脾气不足,清气不升。

这时可以吃些补气健脾升提的养胎食物,比如:

- 黄芪 12 克,茯苓 15 克,陈皮 6 克,煎汤代茶饮。

2 腹部下坠感明显,伴随胃胀打嗝

如果腹部有明显下坠感,同时还伴有疲劳乏力,胃脘胀满不舒服,食欲不振,恶心呕吐等症状,这提示脾虚气滞。

这时可以吃些健脾行气的养胎食物。比如:

- 白术 10 克,苏梗 6 克,陈皮 6 克,煎汤服。

3 腹部下坠感明显,伴随腹胀口腻

如果腹部有明显下坠感,同时还伴有肢体、头部困重,乏力,食欲不佳,腹胀,或者经常汗出或出黏汗,口干口腻等症状,这提示脾虚积热。这是因为脾胃虚弱,脾失健运,导致湿热内蕴。

这时可以吃些健脾行气的养胎食物。比如:

- 白术 10 克,冬瓜皮 15 克,淡竹叶 12 克,煎汤服。

缓解腹部下坠感的方法以及注意事项还有哪些?

休息时适当采取左侧卧位,能有效地减轻疼痛的感觉。

活动要适度,动作不要太大。

一般而言,分娩后随着子宫压力和周围韧带牵拉力的原因消除,腹部下坠感自然就消失了。

> 一名二胎孕妈妈的咨询：我这次怀孕2个多月了，近来有一个星期出现排尿困难，尿时要用很大力气才能尿出来。每隔半小时就有尿意，经常要跑厕所，可是真要尿时，又困难得很，用力尿完后尿道口很痛，导致现在平时不尿时也痛，去医院检查尿常规也正常。医生说这是"妊娠期尿潴留"，难受啊，求救！！！

排尿困难：想尿尿不出

孕妈妈排尿困难，有什么原因？

首先，在怀孕期间，孕妈妈的泌尿系统发生重大变化，膀胱、尿道平滑肌松弛，使得膀胱容量增加，易致尿潴留在膀胱内，不能完全排空，严重时甚至无法排尿。

叠加的原因是，不断扩张的子宫对膀胱的影响。

▶ 孕早期增大的子宫压迫膀胱，会导致孕妈妈出现尿频症状。

▶ 随着孕期增加，增大的子宫跨过骨盆区突入腹腔，膀胱的压迫症状反倒暂时得到缓解。

▶ 但是到了孕晚期，当胎儿头部入盆后，又会压迫膀胱及尿道，进而影响排尿。随着膀胱向上移位，尿道也随之被拉长，同时尿道黏膜受到雌激素影响也可能发生充血而导致排尿困难。

也就是说，孕早期和孕晚期更容易发生排尿困难。

另外，某些药物如抗过敏药马来酸氯苯那敏、抗胆碱药消旋山莨菪碱等可能会增加排尿困难的风险。

此外，对于有确切保胎史、高龄妊娠、早产的孕妈妈，双胎妊娠、精神紧张以及活动少、卧床多等因素，都可能增加排尿困难的发生机会。

中医的名称是"妊娠小便不通"，《金匮要略》里称为"转胞"。原因是胎气下坠，压迫膀胱，导致小便排不出。那么，那些平时就中气不足或肾气虚弱的孕妈妈，因为怀孕负担大，气虚就会更明显，无力举胎、载胎，膀胱受到压迫，就更容易导致排尿困难了。

排尿困难对孕期有什么影响？

孕妈妈的排尿困难，发病高峰在孕 9~16 周。生理性因素引起的排尿困难，一般无须特殊处理。

病理性排尿困难需要特别留意，它有两种形式，医学上称为急性尿潴留和慢性尿潴留。

急性尿潴留突然发生时，孕妈妈通常会觉得自己想要排尿但根本排不出，下腹部出现疼痛或不适。这时，孕妈妈应该立即得到紧急医疗护理，把积聚的尿液释放出来，否则严重者甚至可能危及生命。

慢性尿潴留，是指在一段时间内无法释放体内的所有尿液，孕妈妈可能根本没有意识到，因为慢性尿潴留一开始没有症状。因此，如果我们尿流很弱，刚上过厕所但没过多久还得再去一次或者感到不适，无法分辨膀胱何时充盈，这就需要去医院检查一下了，排除病理性尿潴留，如膀胱、尿道及子宫肿物、神经肌肉性病变等。

病理性尿潴留，需要引起足够重视，如果不及时治疗，可能会导致尿路感染。

排尿困难，如何缓解，又提示我们如何养胎呢？

1　排尿困难，伴随气短乏力

如果排尿困难，同时还伴有神疲乏力、头晕目眩、气短、懒得讲话等症状，这提示气虚。

这时可以吃些补中益气的养胎食物。比如：

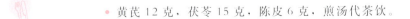

- 黄芪 12 克，茯苓 15 克，陈皮 6 克，煎汤代茶饮。

2 　　排尿困难，伴随腰酸肢冷

如果排尿困难，同时还伴有腰膝酸软、怕冷、四肢发凉等症状，这提示肾虚。

这时可以吃些补肾温阳的养胎食物。比如：

- 桂枝 6 克，茯苓 15 克，北虫草 9 克，冬瓜皮 15 克，煎汤代茶饮。

缓解排尿困难的方法还有哪些？

膀胱训练和骨盆肌肉锻炼，能够帮助神经和肌肉在泌尿系统中更好地工作。因此，有的医生会建议在第一次排尿后等一小段时间再试一次，也可能建议你多做凯格尔运动，以加强盆底肌肉。

对于孕期子宫逆转的孕妈妈，有学者根据其病理生理机制提出一些预防措施：如睡前限制液体摄入量，有尿意时嘱孕妈妈从仰卧位变为俯卧位一段时间，然后起床去排尿，在排尿时身体向前倾斜，避免任何用力会增加腹压的动作。

TIPs

- 如果尿频，排尿困难，又发现小便混浊，或小便时有痛感，应及时请医生检查是否有尿路感染。如果确诊，那就要参照本书"尿路感染"章节的一些原则和方法来干预了。

一般而言，分娩后子宫对膀胱的压迫消失了，没有了激素的影响，膀胱功能会慢慢恢复正常，排尿困难也会随之缓解。

> 一名孕妈妈的网络咨询：我目前是孕 27 周加 6 天，最近老是感觉尿频尿急，而且小便时还有些刺痛，去医院检查有轻微尿路感染，有什么食疗方法可以配合治疗吗？

尿路感染：尿频、尿急、尿痛

孕妈妈尿路感染，有什么原因？

首先，怀孕后有一系列生理变化，输尿管会增粗、变长、屈曲；同时受大量孕激素的影响，平滑肌松弛，输尿管蠕动减少、减弱，这样一来，两侧肾盂、输尿管中就容易有尿液积滞。

叠加的原因是，增大的子宫在骨盆入口处对输尿管压迫，更使得尿液积聚增多，细菌容易繁殖，增加尿路感染的机会。

有的孕妈妈没有感觉有明显的症状，有的孕妈妈会出现尿频、尿急、尿痛等症状。有文献报道，孕妈妈泌尿系感染的发生率约为 15%。

中医称之为"妊娠小便淋痛"，直接原因是由于膀胱气化不行，导致水道不利，有实热和虚热之分。

尿路感染对孕期有什么影响？

严重的尿路感染，可能导致早产或低出生体重儿，甚至流产。如果发生肾盂肾炎，出现高热就更严重了。所以孕妈妈出现尿路感染了，还是要引起重视，尽早治疗，同时可以采取一些食疗的方法。

尿路感染，如何缓解，又提示我们如何养胎呢？

1 尿路感染，伴随燥热口渴

如果尿频、尿急、尿痛，同时还伴有脸红、心烦、口干渴或口舌生疮等症状，见舌红，这多是因为孕前体质偏于阳热，孕后血液下聚以养胎，那么心火容易偏亢；或者孕后过食辛热助阳之品，热灼膀胱，导致小便淋痛。

这时可以吃些既能清心降火，同时也能利尿的养胎食物。比如：

- 竹叶9克，灯心草3克，生甘草5克，煎汤代茶饮。

2 尿路感染，伴随五心烦热

如果尿频、尿急、尿痛，同时还伴有五心烦热、夜烦不宁、多梦、大便干结难解等症状，舌红少苔。这多是因为孕前平时体质偏于阴血不足，孕后精血下聚以养胎，虚火内生，移热于膀胱，导致尿频而痛。

这时可以吃些既能滋阴生津，同时也能利尿的养胎食物。比如：

- 麦冬9克，淡竹叶9克，芦根12克，煎汤代茶饮。

如何预防尿路感染？

- 注意外阴部卫生，擦拭时应由前向后。
- 孕前3个月和孕后期避免性生活，孕中期减少性生活，同房时避免擦伤尿道，性生活后立即排尿。
- 妊娠中后期宜适当采取左侧位睡姿，使输尿管不受子宫的压迫，保持尿道畅通。

一般来说，由于怀孕因素而引起的尿路感染，产后就逐步消失了。

一名 26 岁孕妈妈的咨询：我好像是从孕中期开始，晚上起来尿尿的情况就多了起来，一开始一个晚上 2～3 次，现在最多一晚上要 6 次！感觉十分烦人，严重影响了我的睡眠，不知道是什么原因造成的。是不是有什么问题？需不需要通过什么治疗来解决呢？

夜尿，无法好好睡觉

孕妈妈夜尿，有什么原因？

夜尿是指夜间睡眠时上厕所超过 2 次。

引起夜尿的原因有很多，一般情况下，是胎儿压迫孕妈妈的膀胱所导致的，这是生理现象，不必紧张。

夜尿的其他原因，也可能是盆底功能障碍引起的，孕晚期增大的子宫对盆底支持组织持续牵拉造成损害，加之孕期分泌大量孕激素、松弛素造成盆底支持组织松弛，导致部分孕妈妈控尿功能下降。

疾病方面的原因，需要排除是否有尿路感染、急性肾炎、肾盂肾炎、妊娠高血压综合征、肾衰竭、糖尿病等。

中医认为夜尿多责之肾虚，膀胱气化不利。

夜尿对孕期有什么影响？

一般来讲，夜尿不会危及胎宝宝，夜尿频繁主要是影响孕妈妈的生活质量。

夜尿，如何缓解，又提示我们如何养胎呢？

1　夜尿，伴随腰酸盗汗

如果夜尿，尿频而短黄，同时还伴有眩晕耳鸣，咽干口燥，颧红唇赤，烦躁，睡眠不踏实，腰膝酸软，五心烦热，夜间睡着了出汗，大便硬结等症状，见舌红苔少，这提示肾阴亏虚。

这时可以吃些补肾滋阴的养胎食物。比如：

- 山药 15 克，益智仁 10 克，枸杞子 9 克，百合 10 克，煮粥服用。
- 菟丝子 10 克，乌梅 9 克，覆盆子 10 克，桑螵蛸 10 克，煎汤服用。

2　夜尿，伴随气短乏力

如果夜尿，尿频而清长，或兼尿失禁，同时还伴有面色白而没有光泽，头晕耳鸣，气短而喘，腰膝无力，四肢不温等症状，见舌质淡胖，苔薄白，这提示肾气不固。

这时可以吃些补肾益气的养胎食物。比如：

- 山药 15 克，莲子 15 克，芡实 12 克，益智仁 10 克，黄芪 9 克，煮粥服用。
- 四肢无力、下肢冷症状突出的，可酌情服用鹿血、鹿肉等。

缓解夜尿的方法还有哪些？

保持心情愉快、外阴清洁，避免憋尿，节制房事。

饮食上要清淡，忌食辛辣，避免刺激膀胱。

平时要适量补充水分，但不要过量，临睡前 1～2 小时就不要喝水了，晚上也要注意少吃利尿性食物，如西瓜、冬瓜、海带等。

早孕期开始做缩肛运动，这样可以训练盆底肌肉的张力，有助于控制排尿。

频繁而严重的夜尿，可以寻求医生的帮助，尤其中医有相对比较好的调理办法。

TIPs

- 如果是因为尿路感染、肾炎等疾病引起的夜尿，应在医生指导下积极治疗。尿路感染引起的夜尿，其食疗方法可参照"尿路感染"章节。

一般而言，大多数夜尿频繁的孕妈妈，分娩后没有了激素和子宫增大的影响，如果产后调理也及时得当，夜尿现象会逐步消除。

> 一名高龄孕妈妈的咨询：我怀孕 24 周的时候做彩超显示，别的都还好，就是羊水特别多，难怪我肚子特别大。我很怕这会对宝宝有影响，去咨询了很多医生，也做了不少检查，我的一期、二期唐筛及糖耐量、血压都正常，排除了一系列我和宝宝病变的可能性之后，稍微心安一点。我太难了……有什么好的方法养胎吗？

羊水过多、羊水过少

什么是羊水过多、羊水过少？

羊水又被叫作生命之水，是孕妈妈子宫羊膜腔内的液体，我们的胎宝宝就犹如鱼儿一样生活在羊水之中，度过约 280 天的生命历程。羊水能保护胎宝宝，保持宫内温度的恒定和胎宝宝体液平衡，能够缓冲外界压力，还能帮助分娩呢。

羊水的成分 90% 是水，另有少量无机盐类、有机物和脱落的胎儿细胞等。羊水的来源和成分随孕周不同而有所变化。在孕早期，羊水主要是由孕妈妈的血清通过胎盘进入羊膜腔；当胎宝宝血液循环形成后，体内水分和小分子可经胎儿皮肤渗出，构成羊水的一部分；孕 11～14 周时胎宝宝肾脏已有排泄功能，因此孕中期以后胎儿排出的尿液是羊水的重要来源。

孕妈妈、羊水和胎宝宝三者之间有着动态平衡的交换方式。一旦这个动态平衡被打破，就会出现羊水量的异常。

在早期，通常羊水的量会随着怀孕周数的增加而增多，在 20 周时，约 500 毫升；到了 28 周左右，会增加到 700 毫升；在 32～36 周时最多，为 1 000～1 500 毫升；其后又逐渐减少。因此，临床上是以 300～2 000 毫升为正常范围，超过了这个范围称为"羊水过多症"，达不到这个标准则称为"羊水过少症"，这两种状况都是需要特别注意的。

羊水过多可分为急性和慢性两种：较为常见的是羊水量呈缓慢增加趋势，无明显的症状，称为慢性羊水过多；若羊水量在数天内迅速增加，出现严重腹胀、胸闷、气急、不能平卧等症状，称为急性羊水过多。慢性羊水过多的发生率是急性羊水过多的 3 倍。

孕妈妈羊水过多或过少，有什么原因？

1　羊水过多

如果孕妈妈得了糖尿病，羊水中糖浓度的增高使渗透压过高，进而导致水分潴留于羊膜腔中，造成羊水过多，同时可能还会引起巨大儿的产生。

如果孕妈妈水钠代谢出现异常，就会使胎盘、胎膜发生病变，也会导致羊水渗出增多。

如果脐带出现狭窄，静脉回流就会受到阻碍，这也是导致羊水过多的原因之一。

另外，胎儿畸形、胎位异常、多胎妊娠、母儿血型不合等都可能与羊水过多有关。

中医认为，羊水过多发生的原因是脾胃虚弱，土不制水，水渍胞中。

2　羊水过少

目前医学界就羊水过少的发生机制尚未达成统一共识，初步分析可能与胎盘功能异常、羊膜病变、胎儿畸形等因素密切相关。

中医对羊水过少原因的认识，主要责之气血虚弱、肾阴亏虚。

羊水过多或过少对孕期有什么影响？

1　羊水过多

羊水过多，可能增大一系列妊娠疾病的风险，例如胎儿畸形、糖尿病、巨大儿、脐带异常、妊娠期高血压疾病、胎位异常等。

一般来说，羊水过多而胎儿无明显畸形、症状也较轻者，妊娠不足37周可以继续妊娠。其间注意休息及给予低盐饮食，定期测量宫高、腹围。如果症状严重时，应立即就诊，以防止脐带脱垂、感染等。

2　羊水过少

孕中期进行B超检查，如发现羊水过少，应注意胎儿有无泌尿系统畸形、胎儿宫内发育受限等异常。

羊水过少容易引发羊水胎粪污染、新生儿窒息等不良事件，严重时甚至会危及母婴的生命安全。

羊水过少时还会使孕妈妈子宫承受的压力直接作用于胎宝宝，导致胎儿的骨骼、肌肉出现畸形、生长发育受限等问题。

羊水过多或过少，如何缓解，又提示我们如何养胎呢？

1　羊水过多

羊水过多发生的机制主要是：本虚标实，脾虚生湿，因虚致实，虚实夹杂。辨证为脾虚湿盛。孕妈妈一般以腹部肿满为主要症状，且因为腹部肿满容易导致胎动不安，所以应该急则治其标，以渗湿利水为主，同时顾护脾虚之证，标本同治，攻补兼施。

如果腹满而腰肿明显：

- 赤小豆 20 克，黑豆 20 克，绿豆 20 克，生姜皮 5 克，冬瓜皮 20 克，葱白 2 根，煎汤服用。

如果神疲乏力明显：

- 黄芪 20 克，党参 15 克，茯苓 12 克，冬瓜皮 20 克，玉米须 20 克，陈皮 12 克，煎汤服用。如果还怕冷的话，加桂枝、生姜皮各 6 克；如果腹胀不舒服，可加苏梗 10 克。

2　羊水过少，伴随气短头晕

如果孕中晚期腹形及宫体稍小，超声检查发现羊水过少，同时还伴有面色萎黄或白，身体瘦弱，头晕心慌，气短，懒得讲话等症状，见舌质淡，这提示气血虚弱。

这时可以吃些补气补血的养胎食物。比如：

- 黄芪 12 克，山药 15 克，党参 12 克，大枣 3 枚，煎汤服用。

3　羊水过少，伴随腰酸盗汗

如果羊水过少，同时还伴有腰膝酸软、头晕耳鸣、失眠、健忘，或有胎动异常、五心烦热、夜晚睡觉出汗、大便干等症状，见舌红少苔，这提示肾阴亏虚。

这时可以吃些滋阴补肾的养胎食物。比如：

- 枸杞子 12 克，山药 15 克，桑椹 12 克，百合 15 克，煎汤服用。

> 一名年轻孕妈妈的咨询：我刚怀孕的时候，私处就有点瘙痒不舒服，觉得很尴尬，没好意思跟医生说，就这么一直忍、忍、忍。现在孕中期了，感觉好像越来越严重了，下面还有味道，我又不敢随便用药，怕影响胎宝宝。但是任由发展，也担心影响胎宝宝健康，左右为难，我该怎么办？

阴道炎，瘙痒难忍

孕妈妈阴道炎，有什么原因？

首先，孕妈妈体内激素水平的不断变化且持续时间较长，阴道上皮细胞糖原积累增多，乳酸杆菌分解产生的乳酸增多，阴道微生态失衡。那么，隐藏于阴道腺体及阴道皱襞中微生物如细菌、霉菌、滴虫等易于侵入，很容易引发阴道炎。

叠加的原因，孕妈妈阴道分泌物显著增加，使得外阴变得异常湿润，从而为细菌的生长以及繁殖提供了有利条件。

中医认为，阴道炎多归因于湿热蕴结下焦，也与正气亏虚，防御能力下降有关。

阴道炎对孕期有什么影响？

因为担心孕期用药会对胎儿造成影响，很多孕妈妈发生阴道炎时选择忍受。殊不知，阴道炎拖延不治，反而会危及胎宝宝和新生儿的健康发育。

阴道炎可能引起胎膜早破、早产等不良结局。此外，细菌性阴道炎可能使得新生儿黄疸发生率增加，霉菌性阴道炎可能加大新生儿鹅口疮风险，滴虫性阴道炎还可能导致分娩异常低体质量等。绵延不愈的阴道炎，甚至会并发妇科宫颈炎、盆腔炎等疾病。

因此，阴道炎应该积极配合医生进行治疗，同时可以采用一些安全的方法辅助治疗。

阴道炎，如何缓解，又提示我们如何养胎呢？

阴道炎发作时较好的方法是进行阴道熏洗。配方为：

- 黄柏 25 克，苦参 25 克，百部 15 克，白鲜皮 15 克，地肤子 15 克，蛇床 15 克，土茯苓 15 克。

上述药物先用 2000 毫升凉水持续浸泡 30 分钟，而后使用砂锅煎煮 15 分钟，并对药液进行过滤，待药液温度降低至 45℃时候，使用药液对阴道进行先熏后洗的治疗。每天 1 次，连续 10 天。

阴道炎反复发作，中医认为是正气虚弱的表现，可以在平时内服汤药：

- 黄芪 10 克，茯苓 10 克，淡竹叶 10 克，煎汤服用。

缓解阴道炎的方法还有哪些？

- 禁烟禁酒，忌食辛辣。
- 保持良好的个人卫生。穿棉质内裤，每天更换，单独手洗。洗后的内裤放在通风处晾干，有阳光时尽量暴晒，不要晾置于卫生间内。洗澡宜淋浴。
- 穿的衣物尽量宽松透气。
- 大便后擦拭方向应由前至后，避免将肛门处的念珠菌带至阴道。
- 保持心情开朗，心理原因也会降低身体免疫力，使病菌乘虚而入。
- 清洗阴部最好用清水，少用女性护理液频繁冲洗外阴和阴道，以免破坏正常的菌群环境。

TIPs

- 不要擅自用药，要在医生指导下选择合适的药物治疗。医生会查明阴道炎的致病因素，对症下药，也会规避一些副反应大和有致畸作用的药物。

> 隐性症状

需要进一步检查的

一名年轻孕妈妈的咨询：这个糖尿病啊，搞得我像过山车一样，心情起起伏伏。我去医院做糖耐量的时候，医生一言不合就说我可能是妊娠糖尿病。呐尼？我有糖尿病？！瞬间我就不淡定了，心情特别紧张，在我眼里，得糖尿病的人都是年龄大一点的人，我这么年轻怎么可能得糖尿病呢？我以前也从来没有这个东东啊。正当我特紧张的时候，医生一句话让我稍微看到点希望，医生说：你是不是昨晚吃甜食了？我说是，医生立马说让我明天不吃水果和甜食，再来测一下。我这个紧张的心终于放下了。然而，第二天检查下来，糖尿量还是比较高，呜呜……看来我这个妊娠糖尿病标签算是妥妥地贴上了。我应该怎么办？不会影响我的宝宝吧？

妊娠糖尿病，产检时才发现

发生妊娠糖尿病，有什么原因？

这是因为伴随着妊娠期的延长，胰岛敏感性持续降低；此外，孕妈妈为了满足身体能量的需求，孕晚期葡萄糖产生率较非妊娠期要高出约16%，而正常的糖代谢与胰岛素又密不可分，当二者之间难以维持平衡的状态下，血糖指标会持续上升，形成糖尿病。

有研究表明，年龄≥30岁、孕前超重，有糖尿病家族史、不良妊娠史和人工助孕史等的孕妈妈更容易发生妊娠糖尿病。

糖尿病属中医"消渴"范畴，主要是因为五脏虚弱、过食肥甘、情志失调等所导致的。

妊娠糖尿病对孕期有什么影响？

妊娠期糖尿病，是指孕前没有糖尿病，在怀孕时才出现血糖高的现象。世界妊娠糖尿病的发病率为6.9%～17.8%，中国为6.8%～10.4%。

妊娠糖尿病的孕妈妈，大多数都没有明显的症状，通常是在孕期筛查中发现的。但有一小部分孕妈妈会出现多食、多饮、多尿，体重减轻，有时还伴有剧烈呕吐或疲劳乏力等不适症状，有的可能还出现生殖系统念珠菌感染的反复发作。

如果血糖控制不好，可能发生流产、早产、羊水过多、巨大儿、围产期新生儿并发症、难产、子痫等问题。而且，妊娠期血糖控制不理想，将来患糖尿病的风险也会增大。

妊娠糖尿病，如何缓解，又提示我们如何养胎呢？

对于妊娠糖尿病的饮食调整，营养医生有着成熟而有效的方案，他们会根据身高、体重、孕周来计算饮食量，一人一方。因此，糖尿病孕妈妈们不要在网上盲目采用他人的饮食治疗方案。

中医的食疗方，如果运用得当，对妊娠糖尿病有着很好的调节作用。但需要特别提醒的是，任何食疗方都不是加餐，而是代餐。也就是说，孕妈妈应在营养医生给出的营养餐谱基础上，把某些餐点置换成食疗餐，这对于有糖尿病的孕妈妈，尤其需要留意。

1　血糖高，伴随口渴便多

如果血糖高，同时还伴有口渴多饮、口干舌燥、小便较多等症状，见舌嫩红，这提示肺热津伤，也就是我们通常所说的"上消"。

这时可以吃些既能养阴润燥，同时也能清热止渴的养胎食物。比如：

- 麦冬 10 克，鲜芦根 15 克，煎汤服用。
- 黄芪 6 克，芦根 10 克，桑叶 6 克，煎汤服用。
- 葛根 15 克，荞麦 50 克，熬粥服用。

2　　血糖高，伴随多食易饥

如果血糖高，同时还伴有口渴多饮、多食易饥、尿多、形体消瘦、大便干燥、潮热、夜晚睡觉出汗等症状，见舌红少苔，这提示胃热阴伤，此属"中消"。

这时可以吃些既能清胃泻火，同时也能生津止渴的养胎食物。比如：

- 芦根 10 克，荷叶 10 克，竹茹 6 克，煎汤服用。
- 山药 15 克，玉竹 9 克，鸽子 1 只，熬汤服用。
- 山药 15 克，核桃仁 6 克，荞麦 50 克，熬粥服用。

3　　血糖高，伴随腰酸，尿多、混浊

如果血糖高，同时还伴有尿频、量多而混浊、心烦口渴、口干唇燥、喝水多、腰膝酸软、乏力、头晕耳鸣、失眠健忘、皮肤干燥、瘙痒、大便稀溏、下肢浮肿等症状，这提示肾阴亏虚，乃"下消"。

这时可以吃些既能滋补肝肾，同时也能清热生津的养胎食物。比如：

- 山药 15 克，玉竹 9 克，茯苓 15 克，煎汤服用。
- 桑椹 15 克，莲子 6 克，荞麦 50 克，熬粥服用。
- 黄芪 6 克，枸杞子 5 克，煎汤代茶饮。
- 鲫鱼 1 条，枸杞子 5 克，熬汤服用。

另外，对于血糖偏高、体重超标、肢体浮肿的孕妈妈，均可用以下食疗方。

- 荷叶 10 克，玉米须 10 克，陈皮 6 克，沸水泡服。

缓解妊娠糖尿病的方法还有哪些？

饮食控制和调节非常重要，特别注意不能采用生酮饮食（指脂肪高比例、碳水化合物低比例，蛋白质和其他营养素配比合适的配方饮食），建议遵循以下原则。

- 少食多餐。孕妈妈一次进食大量食物容易造成血糖快速上升，加重胰岛负担。但是空腹太久呢，又容易发生酮症，影响母婴健康。所以建议少食多餐，每天分成 5~6 顿。早、中、晚三餐的能量应分别控制在 10%~15%、30%、30%，每次加餐的能量可以占 5%~10%，有助于防止餐前过度饥饿，预防低血糖。加餐可在早上 9~10 点，下午 3~4 点，以及睡前各一次。

- 推荐饮食碳水化合物摄入量占总能量的 50%~60% 为宜，每天不低于 150 克。精白米面血糖生成指数高，食后很容易导致血糖波动，应减少食用。通常建议以五谷、根茎及豆类为主要来源，尤其是含纤维素较高的燕麦片、糙米和全麦面包等更佳。

- 推荐蛋白质摄入量占总能量的 15%~20% 为宜，每天 70~80 克，以保证子宫和胎盘及胎儿的正常发育。其中大豆及豆制品、去皮禽肉、鱼虾、蛋、瘦肉、低脂奶等优质蛋白要占总蛋白的 1/2。

- 摄入的膳食脂肪占到总热量的 25%~30%。限制饱和脂肪酸的食物，如动物油脂、红肉、全脂奶；尽量避免蛋糕、黄油等反式脂肪酸的摄入；而不饱和脂肪酸要占到脂肪总量的 1/3，橄榄油、山茶油、坚果、去皮禽肉、鱼肉等都富含不饱和脂肪酸。

- 膳食纤维可延缓血糖升高，在保证每天总热量不变的情况下，多食用高膳食纤维的食物，如糙米、燕麦、红豆、南瓜等。

- 合理摄入水果。减少糖分高的水果摄入，如红枣、桂圆、荔枝、香蕉、甘蔗、葡萄等，避免加速血糖升高。水果中的草莓和猕猴桃等，因可溶性纤维和矿物质含量较多，应优先选用；血糖稳定的情况下可以适当加点水果，但也要按照营养医生计算的量来加，不可过量。
- 食糖、蜂蜜、巧克力、甜点等食物应尽量避免吃。

○ 每天保持适量的运动，能够有效避免血糖过分波动，以及餐后血糖飙升的情况。

○ 如果通过饮食和运动血糖控制不佳者，必须及时就医，选择口服降糖药或胰岛素治疗。

○ 体重控制。孕妈妈整个妊娠期间体重增加应不超过9千克。体重增加不宜过快，一般保持在每个月增加1~2千克即可。在妊娠期间出现体重增加过快、体重不变或减轻时，都应及时向医生咨询。

一部分妊娠糖尿病的孕妈妈，在分娩后血糖会恢复正常，但也有一部分人会发展成糖尿病。

> 一名上海孕妈妈的自述：我前天在孕妇学校听课，听着听着，突然手发抖，心发慌，出冷汗，很难受。讲课老师看到了，说可能是低血糖了，安排我到旁边的房间，帮我冲了点葡萄糖水喝下，大约1小时我就慢慢缓过来了。我老公事后告诉我，我当时脸色惨白，他也吓坏了，因为怕惊着我，就没敢吭气。我这个低血糖会不会对胎儿有什么不良影响？平时应该注意什么？

妊娠低血糖：手抖、心慌、出冷汗

孕妈妈低血糖，有什么原因？

主要原因是怀孕时孕妈妈体内组织的糖原储存增加，外周葡萄糖的利用增加，则肝脏葡萄糖的生成减少，又加上胎儿的生长发育增加了葡萄糖的消耗，种种生理性的因素导致孕妈妈空腹葡萄糖浓度降低了10%～20%。

另外，呕吐比较严重的孕妈妈，会因为碳水化合物摄入不足而出现低血糖。

还有，运动剧烈、饮酒、饮食失调也是低血糖发生的可能原因。

值得重视的是，妊娠糖尿病的孕妈妈更容易发生低血糖，她们常常因为控糖或者控制饮食不协调，导致能量摄入不足而发生低血糖；或者因为降糖药服用相对过量，血糖降得过低导致低血糖。

妊娠低血糖对孕期有什么影响？

妊娠期低血糖是指孕妈妈血糖值低于正常水平的状态。孕妈妈如果出现低血糖的症状，如震颤、心慌、焦虑、出汗、饥饿和感觉异常等，应该及时去医院进行相应的检查，以确认是否存在血糖异常。

妊娠糖尿病已受到人们的广泛重视，但妊娠期低血糖却较少受到关注。其实，如果妊娠低血糖发现和应对不够及时，可能引起机体功能紊乱及组织损伤，甚至可能会危及母儿生命。

而且，低血糖的孕妈妈，宝宝出生后低血糖发生率也明显增加。我们都知道，新生儿低血糖，可能影响脑细胞的代谢和发育，甚至导致不可逆的损伤。因此，孕妈妈要像重视妊娠糖尿病那样重视低血糖问题。

低血糖，如何缓解，又提示我们如何养胎呢？

对于妊娠糖尿病合并低血糖的孕妈妈，养胎食疗法可参照"妊娠糖尿病"章节。

对于单纯低血糖者，在饮食调整的基础上，平时可用：

- 黄芪10克，党参10克，葛根10克，煎汤服用。

缓解低血糖的方法还有哪些？

当发生轻、中度症状性低血糖时，通常建议摄入 15~20 克速效的碳水化合物，如葡萄糖片剂或软饮料或果汁等来纠正低血糖，一般就可得到缓解。

如果低血糖反应比较严重，还需要在纠正低血糖后，再增加口服碳水化合物的量，如馒头或面包 25 克或水果 1 个。

为了预防低血糖再度发生，在已经纠正了低血糖后，还要在下一餐前吃点富含碳水化合物的点心或水果、牛奶等。

对神志不十分清楚、尚有吞咽能力的孕妈妈，可将白糖或葡萄糖放入其口颊和牙齿之间，使之溶化后咽下。如果 10 分钟内仍然无改善，应立即送医院给予静脉注射葡萄糖液促使血糖上升。

对于注射胰岛素的孕妈妈，最重要的是胰岛素的量与饮食中的碳水化合物要保持一个平衡。这类孕妈妈应该严格按营养医生计算的饮食量和时间来进餐，定时定量，生活规律，不能因为当时不觉得饥饿就少吃或漏餐。

按时进餐，并确保每餐摄入足量的碳水化合物。

一般而言，妊娠低血糖的妈妈，产后母子低血糖的发生率都较高，孕妈妈要重视起来。

一名高龄孕妈妈的网络咨询：今天是我怀孕 23 周加 3 天，抽血检查甘油三酯（三酰甘油）高得吓人。家族没有遗传史，我自己也没什么感觉，我需要治疗吗？对宝宝有影响吗？饮食上该注意什么？有没有什么安全降脂的方法呢？

血脂高，自己却没啥感觉

孕妈妈血脂高，有什么原因？

孕妈妈由于胎宝宝的生长发育，体内发生一系列生理变化，这些变化可直接引起母体血液中某些生化指标的改变。其中，血脂偏高就是孕中晚期的一个普遍特征，究其原因，是孕激素导致脂肪代谢能力下降，再加上孕妈妈总热量摄入较多、运动量相对较少，这就引起甘油三酯、胆固醇升高。

妊娠期血脂高，中医的理解是，孕妈妈由于身体负担加大和饮食结构、生活起居的改变，气血津液容易运化失常，产生了"湿""痰""瘀""脂浊"等代谢产物存于体内。

血脂高对孕期有什么影响？

简单来说，一定范围内总胆固醇、甘油三酯、高密度脂蛋白增加，以及低密度脂蛋白降低是有益的。总胆固醇能提供孕妈妈所需能量，也是细胞膜重要成分和原料，还可转化为类固醇激素，如肾上腺皮质激素、雄激素、雌激素等。机体通过脂肪组织提供胎宝宝足够能量，甚至孕妈妈空腹时也能通过脂肪来满足胎儿生长所需，这对胎儿的成长和发育是有利的。

但如果医生告诉你，"你的血脂超出正常范围"，孕妈妈还是要注意的。因为高脂血症可引发血液黏稠度增加，导致孕妈妈心血管疾病的风险提升。而且，许多妊娠期疾病的出现与高血脂密切相关，如子痫前期、妊娠期糖尿病等。另外，过多血脂沉积在胎盘血管壁，胎盘血流受阻，胎盘血液供应不足，诱发胎儿缺血、缺氧等。还有，高血脂也可能诱发妊娠期胰腺炎，给孕妈妈及胎宝宝带来较大风险。

血脂高，如何缓解，又提示我们如何养胎呢？

1　血脂高，伴随胸闷身重

如果血脂高，同时还伴有胸脘痞闷，头晕胀痛，甚则恶心，呕吐痰涎，身体沉重等症状，见舌淡，边有齿痕，苔白滑腻，这提示痰湿内阻。多见于肥胖的孕妈妈。

这时可以吃些既能理气化痰，同时也能清降血脂的养胎食物。比如：

- 陈皮6克，佛手6克，茯苓15克，荷叶15克，煎汤代茶饮。
- 白萝卜60克，冬瓜100克，莴苣50克，水煮代茶饮。
- 海带30克，黄豆50克，炖汤服用。

2　血脂高，伴随乏力纳差

如果血脂高，同时还伴有疲劳乏力，头晕，胸闷，食欲不佳，或者恶心，身困，胃胀等症状，见舌淡，舌体胖大有齿痕，苔白腻，这提示脾虚湿困。

这时可以吃些益气健脾、化湿和胃的养胎食物。比如：

- 党参10克，茯苓15克，陈皮6克，冬瓜皮6克，葛根10克，煎汤代茶饮。
- 茯苓15克，生姜3片，粳米50克，熬粥服用。
- 扁豆30克，赤小豆30克，绿豆30克，燕麦30克，熬汤服食。

3　血脂高，伴随五心烦热

如果血脂高，同时还伴有常眩晕，耳鸣，头痛，四肢发麻，腰膝酸软，或者口咽干燥，五心烦热，健忘，睡眠不佳等症状，见舌红少苔，这提示肝肾阴虚。多见于形体并不丰满的孕妈妈。

这时可以吃些滋补肝肾、养血益阴的养胎食物。比如：

- 枸杞子12克，决明子10克，荷叶15克，煎汤代茶饮。
- 黄精9克，桑椹12克，粳米50克，熬粥服食。
- 灵芝12克，枸杞子9克，红枣6枚，煎汤代茶饮。
- 老鸭1/4只（去皮），海带30克，黄豆30克，熬汤服用。

4 血脂高,伴随怕冷便溏

如果血脂高,同时还伴有头昏头晕,耳鸣,齿摇,腰膝酸软,形寒怕冷,手足欠温,腹胀,食欲不佳,肠鸣便溏等症状,见舌体淡胖,边有齿印,苔中根白腻,这提示脾肾阳虚。多见于形体肥胖,形神衰退的孕妈妈。

这时可以吃些益气温肾、健脾利湿的养胎食物。比如:

- 黄芪12克,肉桂3克,茯苓15克,煎汤代茶饮。
- 党参10克,黄精10克,鸽子1只,生姜3片,熬汤服食。
- 鲫鱼1条,赤小豆15克,蒜头1个,熬汤服食。
- 虾米15克,粳米50克,熬粥服食。
- 黄鳝200克,洋葱25克,炒鳝丝服食。

缓解血脂高的方法还有哪些?

血脂高的孕妈妈,饮食控制是比较重要的。

- 控制总热量,控制体重。在控制总热量的前提下,增加粗粮、蔬菜等低热量、高膳食纤维食物的摄入,用低热量食物代替高热量食物可避免发胖,控制血脂。比如在做米饭或煮粥时,加入杂豆或者粗粮;再比如每天增加蔬菜尤其是绿叶蔬菜的摄入量,用低脂肪的去皮禽肉、鱼肉来代替去皮畜肉,或者适当用豆制品代替肉类。
- 减少饱和脂肪酸的摄入。饱和脂肪酸主要存在于肉类脂肪中,所以选肉时要留意。鱼、鸭、鸡肉等白肉与猪、牛、羊肉等红肉相比,饱和脂肪酸含量较低,因此,白肉可作为肉类的首选;而红肉中,可选择热量偏低的瘦牛肉。

像三文鱼、鳕鱼等深海鱼类含有较多的多不饱和脂肪酸,对于降血脂具有重要作用,可以适当选择。

另外,植物油中不饱和脂肪酸较丰富,能够降低血液中甘油三酯和胆固醇水平。因此,血脂异常的孕妈妈宜少吃动物油,可选择橄榄油、葵花籽油、花生油等植物油。

- 限制胆固醇的摄入，多食植物固醇。胆固醇含量较多的食物有：动物内脏、肥肉、动物皮、鱿鱼、蛋黄、奶油、鱼子、虾子、蟹黄、脑髓及脂肪丰富的鱼肉类。研究发现，植物固醇有降低胆固醇的作用，应适当多食，如稻谷、小麦、豆制品、玉米等。
- 每天摄入 25 克膳食纤维。膳食纤维可促进胆固醇排泄，减少胆固醇合成，从而降低血胆固醇水平。富含膳食纤维的食物有燕麦、糙米、玉米、芹菜、圆白菜、木耳、海带等。
- 控制碳水化合物、盐的摄入量，保证维生素、无机盐的摄入。过多摄入碳水化合物，特别是双糖或单糖，可转变为甘油三酯。维生素、无机盐能促进胆固醇排出。要坚持少盐饮食，每天食盐控制在 5 克以下。
- 适当多食对高脂血症有益的食物，如大蒜、生姜、茄子、香菇、黑木耳、洋葱、海带、大豆及其制品、芹菜、葵花籽、苹果、玉米、牛奶、花生、鱼类（特别是海鱼类）、菊花、荷叶、植物油等。
- 多食菇类食物。近年研究发现，菇类中含有丰富的"香菇素"。实验证明，进食动物性脂肪后，血液中胆固醇水平都有暂时升高现象；若同时吃些香菇，发现血液中胆固醇不但没有升高，反而略有下降，并且不影响对脂肪的消化。因此，孕妈妈每天吃点香菇，具有降脂和保健作用。
- 适量饮茶。实验分析得出，茶叶中含有的儿茶酸有预防血管硬化，预防高脂血症及冠心病的作用，而且绿茶比红茶效果更好。但茶喝得过多过浓，会使心率加快，因此适量饮茶最为适宜。
- 不宜长期吃素。长期素食者由于饮食成分不完善，内生性胆固醇反而增高，其高脂血症发病率比普通饮食者要高。
- 忌暴饮暴食。推荐采用蒸、煮、氽、熬的烹调方法。应戒烟戒酒。

孕妈妈要注意适量增加运动，以促进体内脂肪分解。

大多数因为妊娠而产生高血脂的孕妈妈，分娩后血脂会逐步正常。

> 一名上海孕妈妈的微课咨询：我现在怀孕 8 个多月了，平时产检的时候血压都正常，今天去产检测量血压为 145/94 mmHg，医生说是轻度妊娠高血压，建议低盐饮食，注意休息，定期复查。我还是蛮担心发生网上说的那些并发症的，我还能怎么办？吃点啥好呢？要如何缓解？

妊娠高血压，会有并发症吗

孕妈妈高血压，有什么原因？

相关研究表明，孕妈妈在妊娠早期受激素的影响，随着胎儿、胎盘进一步生长发育，孕妈妈血液黏度、外周阻力下降，全身血管紧张性下降，可导致血容量进一步增多，在妊娠中期达峰值；再加上孕妈妈体内凝血因子增多，从而容易形成高血压及相关性疾病。

中医认为，怀孕后阴血下聚以养胎儿，肝血相对不足，肝阳就相对上亢了，这就容易产生妊娠高血压。

妊娠高血压对孕期有什么影响？

孕妈妈的血压 ≥ 140/90 mmHg 时被视为妊娠高血压。怀孕 20 周后，尤其是 32 周后为多发期。我国的流行病学数据显示，妊娠高血压的发病率为 5.6% ~ 9.4%，与美国的 6% ~ 8% 发病率相似。

这当中，大多数情况都是症状比较轻的，主要表现为血压略有升高、轻度头晕、轻度水肿或蛋白尿，有的可能无明显症状，体检时才发现。这类孕妈妈不必过度担心，定期产检，及时发现，及早治疗，注意饮食调节，大多控制良好。

个别孕妈妈症状比较严重，血压呈显著升高，伴有明显的头痛头晕、恶心呕吐，或者右上腹持续性疼痛，水肿症状明显，蛋白尿增加，甚至出现更严重的并发症，其远期心血管疾病的风险也明显增加。

高血压，如何缓解，又提示我们如何养胎呢？

1　高血压，伴随头胀目赤

如果血压高，同时还伴有头晕目眩、耳鸣、头痛、眼睛发胀或者有红血丝、面红、心烦易怒、口苦口干、便秘、尿黄尿少等症状，见舌红苔黄，这提示肝阳上亢。

这时可以吃些既能泻热降火，同时也能平肝潜阳的养胎食物。比如：

- 淡竹叶 9 克，桑叶 12 克，栀子花 6 克，泡茶服用。
- 紫菜 1 块，芹菜 1 棵，番茄 1 个，荸荠 5 个，洋葱半个，调料少许，熬汤服用。
- 菊花 15 克，粳米 100 克，熬粥服用。
- 海带 30 克，冬瓜 100 克，花生 50 克，猪瘦肉 50 克，调料少许，熬汤服用。

2　高血压，伴随胸闷恶心

如果血压高，同时还伴有头痛、胸闷、恶心、咽中有痰等症状，见舌苔腻，这提示痰火上扰。

这时可以吃些既能清热化痰，同时也能平肝的养胎食物。比如：

- 栀子 6 克，菊花 9 克，竹茹 6 克，陈皮 6 克，沸水泡服。
- 海蜇、海藻适量，凉拌佐餐。

3　高血压，伴随腰酸膝软

如果血压高，同时还伴有头痛、眩晕、耳鸣、健忘、心烦失眠、手足心热或两颧发红、口干、腰酸膝软、大便干、小便黄等症状，见舌红少苔，这提示肝肾阴虚。

这时可以吃些既能滋补肝肾，同时也能平肝潜阳的养胎食物。比如：

- 桑叶9克，菊花9克，枸杞子9克，沸水泡服。
- 桑椹15克，粳米50克，黑芝麻60克，天麻6克，熬粥服用。
- 黑木耳10克，白木耳10克，荸荠20克，冰糖少许，熬汤服用。
- 海参30克，调料少许，熬烂服用。

4　高血压，伴随眩晕怕冷

如果血压高，同时还伴有头痛、眩晕、耳鸣、心慌、动则气急、腰酸膝软、失眠多梦、怕冷尿频、手足麻木，或汗多、食欲不佳、大便稀溏等症状，见舌红或正常，苔少或薄白，这提示阴阳两虚。

这时可以吃些既能育阴助阳，同时也能补肾益津的养胎食物。比如：

- 淡菜30克，鸡蛋1个，调料少许，熬汤服用。
- 核桃50克，蚕蛹30克，隔水炖服。
- 海参20克，白木耳30克，杜仲10克，鸭肉100克，调料少许，熬汤服用。
- 海带30克，海藻30克，黄豆100克，调料少许，熬汤服用。

5　高血压，伴随神疲乏力

如果血压高，同时还伴有头晕目眩、胸闷、心慌、失眠、耳鸣、乏力、精神不振、汗多等症状，见舌胖大有齿痕或瘀斑，这提示气虚血瘀。

这时可以吃些健脾补气的养胎食物。比如：

- 黑木耳10克，红枣10枚，熬汤服用。
- 党参10克，鲤鱼1条，熬汤服用。
- 山药15克，牛肉50克，熬汤服用。

缓解高血压的方法还有哪些？

妊娠高血压，饮食调节很重要。

- 限制饱和脂肪酸的摄入。饱和脂肪酸不利于血压控制，而不饱和脂肪酸则有利于降血压降血脂。因此，肥肉、牛油、羊油、奶油尽量少吃；植物油、坚果、鱼类脂肪可以适当多吃，但每天的总体用量应控制在 25 克左右。
- 多食富含钾、镁、锌、维生素、膳食纤维的食物。建议每天新鲜蔬菜不少于 400 克，种类 5 种或以上，水果 200～350 克。这些富含膳食纤维和钾的食物，可以排出体内多余的钠，改善高血压。

富含钾的食物有：蘑菇、香菇、莲子、黄豆、笋、土豆、菠菜、紫菜、海带、干贝等。富含镁的食物有：花生、芝麻、大豆、麦麸、坚果、酵母、香蕉、牛肉、鸡肉、玉米、鱼、海产品、羊肉、大多数绿叶蔬菜等。

- 充足的钙也有助于保持血压的稳定，牛奶及奶制品富含容易吸收的钙质，是补钙的良好食物，建议每天保证一定量的低脂奶。此外，芝麻、黄豆、豆腐、芹菜、大头菜、海带、紫菜、虾米等也富含钙。
- 适当摄入优质蛋白，不仅有一定的降压效应，还对预防高血压、脑卒中有一定作用。但是蛋白质代谢产生的有害物质可能引起血压波动，所以要限制动物蛋白的摄入，植物蛋白占 50% 左右为宜，黄豆、鱼肉、鸡肉、牛肉、猪瘦肉、鸡蛋白、牛奶等都可以适当配比选择。
- 选择合适碳水化合物。多糖类碳水化合物、高膳食纤维食物，如淀粉、糙米、玉米、小米等可促进肠蠕动，加速胆固醇排出，有益于防治高血压；葡萄糖、果糖、蔗糖等有升高血脂之忧，所以还是少食为妙；而番薯、干豆容易胀气的食物，也要注意少吃。
- 限制总热量，控制体重。肥胖是高血压的一大诱因，肥胖者应节食减肥，增加运动，每周以减 1～1.5 千克为宜，不能追求速瘦，否则影响健康。

适当摄入能促进降血压和调节脂质代谢作用的食物，比如海藻、海蜇、海参、茭白、荸荠、枸杞子等。

充足的睡眠和休息有助于缓解高血压。

> **TIPs**
> - 高血压孕妈妈要及时就医。用药物降压或硫酸镁解除血管痉挛是西医的主要治疗方案，辅助方法是加强补钙，一般可增加 1~2 倍钙摄入量。具体可咨询医生。

一般而言，分娩后没有了激素和胎儿的影响，大多数妊娠期的高血压会逐步恢复正常。

> 一名上海孕妈妈的自述：我昨晚睡觉翻身时，突然一阵头晕恶心，出冷汗，后来换成侧着睡感觉缓解点。我还以为是低血糖，结果今天来产检，检查出来是低血压！医生说低血压一定要重视起来，体质弱的相对更容易发生低血压。我呢，虽然体质确实不太好，但是之前从没有过低血压呀。那我现在该怎么办呢？

妊娠低血压，也要重视

孕妈妈低血压，有什么原因？

孕妈妈增大的子宫容易压迫到大的血管，如主动脉和腔静脉，从而使回心血量和心排出量骤减，仰卧时就容易出现血压下降，还可能伴随恶心呕吐、胸闷、心慌等一系列症状。这叫仰卧位低血压。

另外一个原因是，当孕妈妈迅速由坐姿、跪姿和蹲姿起立时，由于重力作用使更多的血液从大脑流出，血压就会下降，这叫体位性低血压。

也有一些孕妈妈，其实既往已经有低血压，但直到怀孕之后才发现。

中医认为，低血压以"虚"为主，多见气血亏虚、气阴两虚及脏腑虚损。这也能解释，为什么体质较弱的孕妈妈更容易发生低血压。

妊娠低血压对孕期有什么影响？

妊娠期低血压其实还蛮常见的，发病率为 4.2%～32.4%。一般没有症状的低血压，是不会影响到胎儿的，孕妈妈不必担心。

对于症状明显，或者比较严重的低血压，胎宝宝可能因孕妈妈血压低而缺氧，在孕早期可表现为胎动增加、胎心率加快，孕后期为胎动减慢、胎心率降低等。这可能会影响胎宝宝的健康。

这类孕妈妈如果选择顺产，是有一定风险性的；如果是剖宫产，手术时由于麻醉的原因，可能导致周围血管扩张，使血压进一步下降，对母子健康都不利。

所以，孕妈妈如果发现自己的血压低，还是应该重视起来，及时就医，让医生来判断是哪种原因造成的低血压，需不需要治疗。

妊娠低血压，如何缓解，又提示我们如何养胎呢？

1　低血压，伴随乏力气短

如果低血压，还伴有头晕乏力、心慌气短、食欲不振等症状，见舌淡苔白，这提示中气下陷。

这时可以吃些补中益气的养胎食物。比如：

- 黄芪15克，党参10克，茯苓10克，山药15克，煲汤或粥服用。

2　低血压，伴随头晕心慌

如果低血压，还伴有头晕眼花、失眠多梦、心慌、气短、口渴咽干等症状，见舌质偏红苔少，这提示气阴两虚。

这时可以吃些补气滋阴的养胎食物。比如：

- 玉竹15克（包煎），麦冬10克（包煎），五味子10克（包煎），西洋参6克，鸡蛋2枚。煎煮后去除药渣，放入打碎的鸡蛋调匀，加盐调味，嚼参喝汤。
- 黄精15克，乳鸽1只，熬汤服用。

3　低血压，伴随便溏纳差

如果低血压，还伴有食欲不振、胃口不好、大便稀溏不成形、精神倦怠等症状，见舌淡，这提示脾胃虚弱。

这时可以吃些健脾益气的养胎食物。比如：

- 莲子肉10克，桂圆12克，熬汤服用。
- 山药100克，茯苓50克，大枣5枚，太子参15克，煮粥服用。

4　低血压，伴随怕冷肢凉

如果低血压，还伴有头晕乏力、怕冷、四肢发凉等症状，这提示阳气虚弱。

这时可以吃些温阳益气的养胎食物。比如：

- 韭菜100克，青虾200克，生姜30克，加少许调味料炒食。

缓解妊娠低血压的方法还有哪些？

- 尽量选择侧卧位，避免平卧，以防反复发生低血压、心动过缓及昏厥。
- 由坐姿或卧倒姿势起身时，动作要缓慢。
- 多吃易消化的高蛋白质食物，如鸡、蛋、鱼、乳酪、牛奶等。
- 多喝水。如果身体中缺乏水分血压就会下降，这个时候就会诱发低血压。
- 加强运动，促进血液循环。

体质较弱的孕妈妈更容易发生低血压,所以孕妈妈要一定注意休息和保证充足睡眠。

一般而言,分娩后子宫对静脉的压迫消失了,低血压会有所缓解或消失。

> 一名焦虑的孕妈妈:我现在怀孕18周,体检查出谷丙转氨酶(ALT)、天冬氨酸氨基转移酶(AST),这两项指标均升高,我没有乙肝、丙肝等疾病,请问这对胎儿有没有影响?我该如何养胎?

转氨酶升高:没有肝病为啥会升高

孕妈妈转氨酶升高,有什么原因?

怀孕虽是一个生理过程,但在这个过程中各主要脏器的负担会加重,尤其是肝脏,因为胎盘合成的激素给肝脏带来了很多的代谢负担。

而我们的肝脏呢,又是一个承担着代谢、分泌、排泄、解毒等多项重要生理功能的器官。而且怀孕以后,肝血流量由孕前的35%降至28%,如此肝脏负担就更重了。诸多因素叠加在一起,就比较容易发生肝损伤。转氨酶(如ALT、AST)是反映肝脏情况的一项比较直观的指标。

除了这些生理性的因素,孕期用药、过度劳累、妊娠剧吐等也可能是导致转氨酶升高的原因。

转氨酶升高对孕期有什么影响?

如果无肝脏疾病,只是单纯的一过性轻度转氨酶升高,对孕妇及胎儿的影响都不大，孕妈妈不必过多担心，这可能只是生理性的。妊娠期生理性转氨酶升高通常有这几个特点：

▶ 转氨酶的水平不会太高，谷丙转氨酶多数在 100 单位/升以内（正常人的谷丙转氨酶水平是 0～40 单位/升）。

▶ 肝脏功能正常，其他指标没发生改变。

▶ 孕妈妈通常没有什么不适症状。

这种因内分泌变化而引起的肝细胞损害是比较轻微的，不需要进行特殊医疗处理，但要注意调整生活方式，不要过于劳累。

但对于个别孕妈妈转氨酶绝对值比较高，或者转氨酶水平升高的速度比较快，或者出现明显的乏力、黄疸、凝血功能异常等，则需要由专科医生做进一步诊治。

转氨酶升高，如何缓解，又提示我们如何养胎呢？

一般来说，可以吃些养肝护肝、健脾利湿的养胎食物。比如：

- 莲子 15 克，山药 15 克，枸杞子 12 克，茯苓 9 克，可做粥或汤服用。
- 乌骨鸡半只，党参 12 克，山药 15 克，茯苓 9 克，煲汤服用。

转氨酶升高的注意事项还有哪些？

要注意控制体重，防止过度肥胖、高血糖，这对预防肝损伤有着重要的意义。

不要擅自服用保健品，以防药物性肝损伤的发生。

大多数由于怀孕导致的转氨酶升高，分娩后，随访肝功能一般能恢复正常。

> 一名孕妈妈充满焦虑地咨询：我怀孕后体检时才发现自己有大三阳，也不知道是什么时候有的。我是不是不应该怀孕啊？会不会遗传给宝宝？我现在应该注意什么？又该如何养胎呢？急急急啊……

大、小三阳，会遗传给宝宝吗

大、小三阳可以怀孕吗？

乙肝"大、小三阳"患者，如果肝功能长期保持正常，是可以怀孕的。

孕前检查，如果肝功能异常，转氨酶升高，病毒 HBV-DNA 也较高，最好不要怀孕。转氨酶升高证明肝脏处于炎症活动期，此时怀孕有可能加重肝脏负担，导致病情加重。如果已经怀孕了，那就要密切观察，定期检查。

大、小三阳对孕期有什么影响？

乙肝孕妈妈往往心理负担比较大，担心自己和胎宝宝的健康，孕妈妈及家人应该多了解有关健康知识，放松心情，树立信心。

首先，胎宝宝在娘胎里垂直感染的概率并不高，仅约 5%。

其次，乙肝大三阳和小三阳，主要提示乙肝传染性的大小，并不意味着肝炎病情的轻重。随着孕周的增加，肝脏的负担也会加重，再加上分娩时的疲劳、出血、手术、麻醉，有可能导致有一小部分乙肝病毒携带的孕妈妈可能诱发肝炎。

所以，乙肝大、小三阳的孕妈妈，即使肝功能正常，也要重视定期体检。在妊娠早中期，每 1~2 个月检查肝功能 1 次；妊娠中晚期，每个月检查 1 次。如果肝功能出现异常，应及时治疗，并加强监护。

如果肝功能始终正常，就不必担心了，可以选择一些养肝护肝的食物养好胎便是。问题是，养肝护肝的食物有很多，我们孕妈妈该如何选择适合自己的呢？

大、小三阳，如何养胎呢？

1　大、小三阳，伴随乏力便溏

如果大、小三阳，还伴有头晕乏力、心慌气短、食欲不振、大便稀溏等症状，见舌淡苔白，这提示脾虚。

这时可以吃些健脾补气的食物，来养肝护肝。比如：

- 莲子9克，山药15克，茯苓10克，煎汤服用。

2　大、小三阳，伴随五心烦热

如果大、小三阳，还伴有口渴咽干、无心烦热，或者睡觉盗汗等症状，见舌红少苔，这提示阴虚。

这时可以吃些滋养阴液的食物，来养肝护肝。比如：

- 五味子6克，黄精9克，煎汤服用。

3　大小三阳，伴随口渴便干

如果大、小三阳，还伴有口渴、大便干、小便黄、心慌、失眠、口舌生疮等症状，见舌红苔黄，这提示热盛津伤。

这时可以吃些清热养阴的食物，来养肝护肝。比如：

- 淡竹叶9克，白茅根12克，芦根9克，煎汤服用。

大、小三阳的孕妈妈要特别注意什么？

○　加强孕妈妈的营养，特别是孕晚期，要多食高蛋白质、高糖类、低脂肪及富含维生素的饮食。

> **TIPs**
> - 新生儿出生后立即打一针高效价乙肝免疫球蛋白，再按0、1、6方案，给新生儿接种乙肝疫苗。这样就可以最大限度地避免新生儿感染乙肝病毒了。

大、小三阳的新妈妈，绝大多数都是可以哺乳的。不确定的孕妈妈可以提早咨询专科医生。

一名上海孕妈妈的自述：我最近吃得蛮多，但是体重却不增反降，有时还心慌、出汗。昨天去检查，医生说我是甲状腺功能亢进，要我服用药物来治疗，否则有流产、新生儿畸形等的风险存在。我感觉天都要塌了！可是，服用药物难道对胎儿没有影响吗？我应该怎么办呢？能不能食疗呢？

甲状腺疾病：甲减、甲亢、甲状腺结节

孕妈妈发生甲状腺疾病，有什么原因？

首先，孕妈妈为了适应和满足胎儿的发育需求，在脏器结构和生理功能上发生相应的变化，导致对甲状腺激素的需求增加。再加上孕妈妈自身免疫状态发生改变，有些孕妈妈就可能出现甲状腺功能异常了。

有调查数据显示，将近2%～3%的孕妈妈在常规筛查时，发现血清促甲状腺素（TSH）水平升高；有0.3%～0.5%的孕妈妈为甲状腺功能减退（甲减）；2%～2.5%为亚临床甲减；0.1%～0.4%为甲状腺功能亢进（甲亢）。

甲状腺疾病对孕期有什么影响？

甲状腺激素与我们人体的各个脏器、组织的新陈代谢密切相关，如果孕妈妈甲状腺功能异常，可能产生一些不良影响，如自然流产、早产、胎盘早剥等。但如果孕期甲状腺激素水平控制得比较满意，甲状腺功能基本正常，则母儿预后大多良好。

1 甲减

甲减对孕妈妈的直接影响是产生各种不适，如怕冷，少汗，不思饮食，记忆力减退，嗜睡，手掌、脚掌发黄，黏液性水肿，关节疼痛，体重增加等。

甲减还可能影响胎儿神经系统发育及骨骼生长，造成后代智力低下、身材矮小，俗称"呆小症"。因此，有些甲减孕妈妈，担心服用医生处方的甲状腺激素（通常是左甲状腺素钠片，又称优甲乐）对胎儿产生不利影响而擅自停药，这是非常错误的行为哈。

亚临床甲减是没有任何症状的，但孕妈妈也要定时去医院检查甲状腺激素水平。

2 甲亢

有甲亢的孕妈妈通常会出现精神紧张、皮肤潮红、手指震颤、眼球突出、多汗、心慌、易疲劳、食欲亢进、体重下降、失眠、腹泻等症状。有些孕妈妈还伴有甲状腺肿大、心率增快、动脉收缩压升高等。

据统计，妊娠期甲亢的总流产率为7.9%，没有治疗或者甲亢没有得到很好控制的孕妈妈，流产率为25%。因此孕妈妈应该积极治疗，遵医嘱来服用抗甲状腺药物。

甲状腺疾病，如何缓解，又提示我们如何养胎呢？

1 甲减，常伴随怕冷便溏

甲减，一般常伴随怕冷、四肢发凉、疲劳乏力、精神不振、大便偏溏等症状,这提示脾肾阳虚。

这时可以吃些既能健脾补肾,同时也能温阳的养胎食物。比如:

- 黄芪9克,高良姜6克,北虫草6克,大枣3枚,煎汤服用。

2 甲亢,伴随颈胀叹气

如果甲亢,同时还伴有颈部发胀、胸闷、喜欢叹气,或兼胸胁窜痛、喉中有滞涩感、舌尖颤动等症状,病情的波动往往与情志因素有关,见舌红,苔白,这提示气郁痰阻。

这时可以吃些既能疏肝理气,同时也能化痰散瘿的养胎食物。比如:

- 佛手6克,陈皮6克,玳玳花9克,沸水泡服。
- 夏枯草10克,猪肉50克,熬汤食用。
- 菊花9克,蚌肉8个,熬食服用。
- 柚子(去皮)半个,仔鸡半只,熬汤食用。

3 甲亢,伴随急躁汗多

如果甲亢,同时还伴有烦热、眼凸、容易出汗、性情急躁易怒、手指颤抖、面部烘热、口苦、嗓子干或大便干、睡眠不踏实、心慌等症状,见舌红苔黄,这提示肝火旺盛。

这时可以吃些既能清肝泄火,同时也能散结消瘿的养胎食物。比如:

- 玳玳花9克,淡竹叶9克,莲子心3克,菊花9克,生甘草5克,沸水泡服。
- 夏枯草10克,菊花10克,沸水泡服。
- 芹菜1根,粳米50克,熬粥服用。
- 象贝3克,橘皮5克,鸡蛋2只,烹调成炖蛋或者蛋花汤服用。

4　甲亢，伴随眼干目眩

如果甲亢，同时还伴有心慌不宁、心烦少寐、易出汗、手指颤动、眼干、目眩、倦怠乏力等症状，见舌红苔少，这提示肝阴不足。

这时可以吃些既能滋养阴精，同时也能宁心柔肝的养胎食物。比如：

- 枸杞子9克，百合9克，桑椹9克，菊花9克，煎汤当茶饮。

5　甲亢，伴随口渴便溏

如果甲亢，同时还伴有形体消瘦、气短、出汗多、疲劳乏力、精神不振、口干咽燥、手足心发热、脸色发红、怕热、大便溏薄等症状，见舌红或淡，苔薄少等，这提示气阴两虚。

这时可以吃些既能益气养阴，同时也能散结消瘿的养胎食物。比如：

- 大枣9枚，酸枣仁10克，百合9克，熬汤服用。
- 山药15克，蛋黄1个，芋艿2个，粳米50克，熬粥服用。
- 山药15克，枸杞子9克，象贝6克，炖汤服用。

6　甲状腺结节

可选择理气化痰的养胎食物。比如：

- 佛手6克，陈皮6克，玳玳花9克，夏枯草9克，沸水泡服。

还可多吃一些可以增强免疫力、具有散肿消结作用的食物，如山药、核桃、红枣、蘑菇、香菇、木耳、新鲜的水果等。

缓解甲减的方法还有哪些？

- 合理饮食与锻炼，控制体重。

- 饮食清淡，宜食富有营养、富含维生素的食物，多食新鲜蔬菜和水果，适量补充优质的蛋白质，以保证身体营养供给。
- 限制脂肪和富含胆固醇的饮食。

适当补碘。甲减的孕妈妈，一般医生会用左甲状腺素钠片（优甲乐）治疗以补充甲状腺素。在此基础上，加上每天摄入的食用碘盐，就可达到国家推荐摄入的碘剂量的一大半了。然后，再适当摄入一些海鱼、海虾等含碘食物就可以了。

服用甲状腺片时应与铁剂、钙剂和维生素至少间隔 2 小时以上。

TIPs

- 孕期一定要定期检查。分娩最好在综合医院，万一有病情变化，好及时请内分泌专科医生会诊。产后要根据甲状腺功能检查情况，听医生的意见，是否继续服药或及时调整用药剂量。
- 胎儿出生后，也要密切观察婴儿的日常生活。若其出现嗜睡、反应迟钝、不肯吃奶等情况，应及时就诊。

缓解甲亢的方法还有哪些？

甲亢孕妈妈的一般饮食原则：

- 高热量饮食。甲亢孕妈妈代谢率增高，所消耗的热量增加，因此必须补给足量的热量，一般较正常人增加 50% 左右。除三餐外，还应增加 2~3 次点心。
- 高蛋白质饮食。甲亢孕妈妈体内蛋白质分解和肌肉组织消耗增加，因此需补充足量的蛋白质。补充蛋白质时，不宜过多地选用动物蛋白，因为动物蛋白有刺激加快新陈代谢的作用，所以要尽量选用植物蛋白。
- 适当脂肪摄入。此类孕妈妈的脂肪代谢加速，消耗量增加，加之它是供给热量的重要物质，所以可以适当多吃。
- 多食含维生素丰富的食物。由于新陈代谢的增加，所消耗的维生素 A、维生素 B、维生素 C 等也相应增加，故应尽量补充含维生素丰富的食物如肝类、奶类、新鲜蔬菜和水果等。

* 适当增加矿物质的供给。由于甲状腺激素有利尿、排汗的作用，致使机体的钾盐大量丢失，因此可适当吃些富含钾盐的香蕉、橘子水、新鲜蔬菜及瘦肉汤等。

另外，甲亢孕妈妈的钙、磷运转加速，从尿中排出的钙质增多，多伴有骨质疏松，故应注意补充含钙丰富的食物，如牛奶、骨粉、蛋壳粉、虾皮、脆骨等。

* 限制食物纤维的摄入。甲亢孕妈妈常伴有腹泻或排便次数增多的症状，所以应限制含纤维素的食物的摄入。对蔬菜、水果亦可采用榨汁食用的方法。

○ 辛辣温热之品宜少食或忌食，如辣椒、桂皮、生姜、羊肉、胡椒等。

○ 进食养阴生津、清肝泻火之品，如木耳、桑椹、百合、甘蔗、梨、莲子、甲鱼、乌龟等。

○ 由于孕16周左右胎儿甲状腺开始发育，需要用碘作为原料，因此甲亢的孕妈妈并不推荐忌碘治疗，除非尿碘或血碘特别高。一般来说，孕妈妈适量摄入鱼、虾和碘盐是可以的，只是不要大剂量补碘（如药、保健品中的碘）。另外，尽量少吃海带、紫菜、蚝油等高碘食物。

一般而言，大多数的妊娠甲状腺疾病的妈妈预后良好，只有极少数会发展成为甲状腺疾病。另外，服用甲状腺激素或者抗甲状腺药物的新妈妈，一般是可以哺乳的。

> 一名孕妈妈忧虑地在网络上发帖：由于本人 O 型血，老公 A 型血，查了母体 IgG 抗体效价，结果 1∶256，医生说偏高，要 1∶64 以下才安全，否则宝宝有患新生儿 ABO 溶血的风险。医生给我开了茵栀黄口服液，要我每天喝，一周后查抗体看看有没有降下来。还说严重了会影响宝宝大脑发育，那就得每间隔 30 分钟吸氧一次了。我担心一直要吃到宝宝出生，而且每天都要吃，会不会不好啊？

ABO 溶血，难道还有方法干预

发生 ABO 溶血，有什么原因？

这主要是因为，在怀孕期或分娩时有为数不等的胎儿红细胞进入母体，如果母儿血型不合，孕妈妈体内缺乏胎宝宝红细胞所具有的抗原，孕妈妈会产生相应的抗体。这种免疫抗体可通过胎盘进入胎宝宝体内引起溶血。

血型不合，最常见的有两种，即 ABO 型和 Rh 型，但在我国人群中 RhD 阴性血仅占总人口数约 3%，所以 Rh 溶血相对较少，而 ABO 溶血较为常见。

ABO 溶血可发生于胎儿期和新生儿早期。母亲为 O 型血，胎儿为 A 型或 B 型血的溶血发生率更高。

研究发现，ABO 溶血的发生及严重程度与孕妈妈 IgG 抗体效价、亚类、胎儿脾脏成熟度等多种因素有关，其中孕妈妈 IgG 抗体效价与 ABO 溶血之间的关系最为紧密。孕妈妈血清 IgG 抗体效价越高，致敏胎宝宝红细胞引起溶血的可能性越大。

中医认为，ABO 溶血多与孕妈妈素体虚弱，比如脾虚、阴虚或者气郁，加之遭受湿热毒邪侵害有关。

ABO 溶血对宝宝有什么影响？

尽管大多数 ABO 溶血的症状较轻，可能仅表现为轻度贫血或黄疸。

但是，ABO 溶血可能导致一些难以承受的结局。比如：

▶ 胎儿贫血、心脏扩大、肝脾肿大、胎儿及胎盘水肿，血液中红细胞增多，严重时胎儿缺氧，甚至危及生命。

▶ 新生儿还会出现黄疸，间接胆红素可以通过血脑屏障使脑神经核黄染，影响智力发育和神经功能。

▶ 新生儿还常常伴有贫血，其程度与溶血程度一致。轻度溶血者贫血程度一般较轻，严重溶血者可能有较重的贫血，要根据贫血程度给予补充铁剂或输血等相应的治疗，极个别严重溶血的可能需要换血治疗。

因此，虽然目前孕妈妈 IgG 抗体效价对 ABO 溶血的评估价值仍存在争议，但大多数医院，本着防重于治的思想，还是建议对于 ABO 血型不合的夫妇（也就是孕妈妈血型为 O 型，准爸爸血型为非 O 型），在孕妈妈怀孕 16～20 周时做血清 IgG 抗体效价的检测，并对于检测结果＞1∶64 的尤其有过妊娠史与流产史的孕妈妈，定期监测、预判 ABO 溶血的发生风险，并予以适当干预。

如何降低 IgG 抗体效价，又提示我们养胎呢？

有人不禁要问，ABO 溶血主要跟血型不合有关，这是"天注定"的，还能有什么有效干预措施呢？

没错，血型当然改变不了，但是可以通过一些中药的干预来降低抗体的"活性"，降低孕妈妈抗体的"杀伤力"。推荐以下一些食疗方法，可有助于降低 IgG 抗体效价。当然，其效果也得因人而异哦。

1　IgG 抗体效价高，伴随口腻便干

如果 IgG 抗体效价高，还伴有口渴，大便干或粘马桶，小便黄，口中黏腻或口臭，容易发痘痘等症状，舌红苔腻，这提示湿热。

这时可以吃些清热利湿的养胎食物。比如：

- 茵陈蒿 10 克，淡竹叶 9 克，栀子 6 克，煎汤服用。

2 　IgG抗体效价高，伴随胸闷叹气

如果 IgG 抗体效价高，同时还伴有胸闷，喜欢叹气，或兼胸胁窜痛等症状，见舌红苔白，这提示气郁。

这时可以吃些疏肝理气的养胎食物。比如：

- 佛手花 6 克，玫瑰花 6 克，玳玳花 3 克，生麦芽 9 克，沸水泡服。

3 　IgG抗体效价高，伴随乏力便溏

如果 IgG 抗体效价高，还伴有头晕乏力、心慌气短、食欲不振、大便稀溏等症状，见舌淡苔白，这提示脾虚。

这时可以吃些健脾补气的养胎食物。比如：

- 茯苓 12 克，山药 15 克，莲子 10 克，白术 9 克，煎汤服用。

4 　IgG抗体效价高，伴随五心烦热

如果 IgG 抗体效价高，还伴有口渴咽干，五心烦热，或者睡觉盗汗等症状，见舌红少苔，这提示阴虚。

这时可以吃些滋养阴液的养胎食物。比如：

- 五味子 6 克，黄精 9 克，木瓜 9 克，煎汤服用。

如果以上食疗方法不能很好收效，说明体质情况相对复杂，没关系，在此方面有经验的中医师还是很有办法的，寻求专业帮助吧。

Chapter 2

辨"体"养胎

单一体质 150

复杂体质 173

没有特别症状，养胎的依据又是什么？

前面我们说的辨"症"养胎，那是身体"主动"表现出来的证候，也是我们养胎的依据。当身体没有"表达"的时候，还需不需要养胎呢？如果需要，那么养胎的依据是什么呢？

所谓精益求精，孕妈妈无论如何都要养胎的，只是需要符合身体的规律才行，需要有明确的依据才行。如果身体没有给你特别明显的信号，怎么养胎呢？这是辨"体"养胎的缘起。

辨体养胎的"体"，是指孕妈妈的身体；确切地说，是指孕妈妈的体质。孕妈妈的体质有哪几种类型呢？如何识别自己是什么体质呢？每种体质又有哪些养胎的原则和方法呢？这是这一章讨论的范畴。

这么一说，每个孕妈妈都会对自己的体质有一种好奇：我是什么体质呢？这种体质对宝宝会产生什么影响呢？所有孕妈妈都希望传给孩子最好的，毕竟，先天之本是一个人一生的根基。有关研究表明，辨体养胎法能有效促进新生儿体格及脑发育。

体质，究竟是如何判断的呢？南宋有位著名的医家叫陈自明，他的《妇人大全良方》影响至今，书里说，"阴阳平均，气质完备，成其形尔"。这个阴阳平衡，就是最好的状态。胎宝宝通过脐带与母体相连，气血相通，息息相关，母亲的气血阴阳，对于孩子将来体质的强弱、智力高下、疾病寿夭，都有深远的影响。体质，就是孕妈妈体内的气血阴阳之间的平衡状态。

那对于阴阳不太平衡，气血不够旺盛的状态，我们有没有什么更好的养胎办法，让胎儿"气质更完备"呢？答案是可以的！只要我们能理解自己的体质，通过选择相应的食物来平衡宝宝的母体环境，就能更好地养胎。

气血阴阳是内在的，孕妈妈体现出来的是寒热虚实，因此要留意各类食物的寒热温凉和功效。这个很复杂吗？一点都不复杂。首先，我们来看一些大自然中有趣的现象。

《黄帝内经》中讲"阴静阳躁"。大凡属凉性的都是偏安静的，属热性的就是偏躁动的。我们可以根据这个诀窍来推演一下常见动物的肉质性质。

一般来说，动物的肉质寒热程度跟其静躁程度呈正相关，动得越快速、越敏捷的动物，肉质越热。例如猪偏懒、少动，猪肉就是凉性的，海中的贝壳类动物很少移动，通常都是寒性的；牛、羊善走，是温性的；而飞禽类经常飞翔，是比较爱动的，所以肉质偏热，并且是大热；鹿、豹矫健敏捷，也是大热之品。

另外，对于植物而言，绿色植物与地面近距离接触，需要大量的水来浇灌，所以属于偏寒的食物，如绿豆、绿色蔬菜等；而颜色偏红的植物多是偏热性，如辣椒、胡椒、枣、石榴等。

味甜、味辛的食品，由于接受阳光照射的时间较多，所以性热，如大蒜、柿子、石榴等；而味苦、味酸的食品，大多偏寒，如苦瓜、苦菜、芋头、梅子、木瓜等。

看到了吧，每种动物或者植物，都有相应的"体质"。只要注意到了这点，我们就能够学会如何与环境进行高效地互动，达到内外平衡，为宝宝的成长营造一个安适健康的内环境。

接下来，我们一个一个地介绍不同体质的特征，各位孕妈妈可以对号入座，了解自己的体质类型，有针对性地为自己挑选适宜又可口的食品，好好计划自己的十月怀胎啦。

单一体质

气虚体质：整天觉得"累"

气虚体质的孕妈妈，平时总感觉累、疲劳，这种疲劳通过休息也得不到缓解。肌肉呢，松软不紧实，说话声音也是低声低气的。有的稍运动下就气喘吁吁，比别人出汗多，还容易感冒。更严重的，可能表现出胃下垂、脱肛等。舌体呢，是胖大的，有齿痕的，舌是淡红色的。

那什么是"气"呢？俗话说，"人活一口气"，我们可以把气理解为推动生命活动的最基本物质，是生命的能量。就好像汽车轮船的发动机一样，"气"为动力系统，气虚就是动力不足了。

气虚的孕妈妈，随着身体负担的增大，气虚的症状可能会被"放大"。比如，孕早期妊娠反应比较明显，吃什么都没有味道，甚至有的孕妈妈体重不增反降。到了孕中后期，随着宝宝的长大，孕妈妈感觉更加吃力，多走几步就胸闷、气短、汗多，甚至走三步要歇一步。

"一孕傻三年"的俗语，对于气虚的孕妈妈，则表现更明显些，常常丢三落四，好忘事。如果产后再没有得到很好的调养，记忆力就明显感觉衰退。

大便呢，有些孕妈妈表现为不成形，散渣渣的，有些表现为便溏。更多的是便秘，大便困难，拉不出，便后乏力。这个大便呢，可能比较干，也可能不怎么干，或者前干后稀。这都是脾气虚导致消化功能减弱，或者脾气虚运化水湿不佳，或者脾气不足所产生的不同表现。

这类孕妈妈，还容易出现腰酸背疼，头晕眼花，耳鸣如知了叫，头发枯槁等这些肾气不足的症状。

对于新手妈妈来说，在怀孕、分娩、月子、育儿这些特殊时期所遇到的问题，都是全新的、陌生的、不确定的。而气虚体质的孕妈妈则表现得相对更加诚惶诚恐，担心这担心那，一听别人说生孩子痛，就害怕得不得了；一想到有什么可能对胎宝宝不利，就容易胡思乱想，不能自已。所以，气虚的孕妈妈也是产后抑郁的高发人群，拿中医术语来说，这叫作"土虚了，木来乘"。

气虚体质是怎么来的呢？

首先我们来看看"气"是从何而来的。气，一是来源于先天，二是来源于后天。先天的气主要来源于父母，父母孕育了胎儿，从那时起就给了胎儿精气，然后孕妈妈在十月怀胎中，继续滋养精气。后天的气来源于脾胃消化吸收的水谷精微之气和肺交换的氧气。

由此可见，备孕、养胎以及后天调养不当，都可能形成气虚体质。尤其是月子，这个身体重构的特殊时期，如果调养不当也将是气虚体质形成的一个重要因素。比如，我们仿佛已经接受了产后肥胖这一普遍事实，实际上，气虚往往是肥胖的内在原因呢。

那么，气虚体质的孕妈妈怎么养胎呢？

1　勿过思，勿过悲

"思伤脾"，脾胃是生化气血的，思虑过度会使得气不顺畅，也容易影响脾胃功能的正常运行，导致脾气虚。

"悲伤肺"，肺是吸入氧气、呼出二氧化碳，完成气体交换的脏腑，过度悲伤就容易伤肺，导致肺气不足。

反过来，气虚体质的孕妈妈也容易思虑多，容易悲伤，有选择困难，常常把自己陷入左右为难的境地，这就很耗神，而劳神呢又容易耗气，形成一个恶性循环。所以，一个给力的准爸爸就很重要，多给予孕妈妈一些心理正能量，帮助孕妈妈做决定，快乐地度过这个特殊时期，共同养好我们的胎宝宝。

2 多睡觉，补好气

睡觉是我们人体补养气血的本能方式，孕妈妈一定不要熬夜，中午养成午睡的好习惯，保证充足睡眠。因为子时（夜里11点到1点）和午时（中午11点到1点）是人体气血能量补充的最佳时间段，这叫"天补"。

3 要保暖，防感冒

孕期感冒，要不要治疗是两难的，用药吧，担心影响胎宝宝；不用吧，不仅难受，如果引发了并发症或者肺炎，那对胎儿影响更大。因此，注意保暖，预防感冒，对于本来就容易感冒的气虚孕妈妈来说，尤为重要。冬季更应注意保三暖："头暖、背暖、脚暖"。即使是夏天，也不能贪凉，因为夏季湿气最重，脾喜燥恶湿，贪凉就更容易湿重困脾，使得脾胃生化气血的能力下降，那么抵抗力也就下降了。

4 勿劳累，勿安逸

《黄帝内经》里说"劳则气耗"，所以孕妈妈不能太劳累，也不要过度运动，以免把正气消耗掉。尤其是汗出太多的运动，不仅容易吹风着凉，气也会随汗液往外跑，元气耗散，是得不偿失的。孕妈妈的运动，要以自己舒适为度，不要跟别人比，更不要机械地守教条，严格按书上说的"到了哪个孕月要走多少步，运动多长时间"云云。

但是，"过犹不及"，有的孕妈妈，喜欢整日躺着，很少运动，以为这样就能养好胎，也是不可取的哈。《黄帝内经》说"久卧伤气"，因此，适当的运动，能够让气机流动起来，气才能逐渐地旺盛起来。

5 这样吃，来补气

健脾补气 的食物举例：

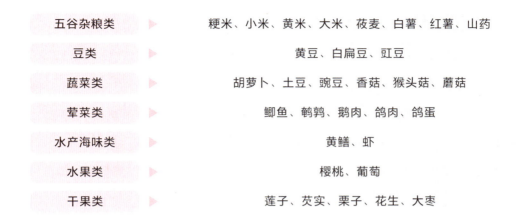

五谷杂粮类	▶	粳米、小米、黄米、大米、莜麦、白薯、红薯、山药
豆类	▶	黄豆、白扁豆、豇豆
蔬菜类	▶	胡萝卜、土豆、豌豆、香菇、猴头菇、蘑菇
荤菜类	▶	鲫鱼、鹌鹑、鹅肉、鸽肉、鸽蛋
水产海味类	▶	黄鳝、虾
水果类	▶	樱桃、葡萄
干果类	▶	莲子、芡实、栗子、花生、大枣

尤其是山药，平补脾胃，是一款非常好的药食两用之品。气虚的孕妈妈不妨经常熬点山药粥吃，山药炖鸡汤也不错。

少吃耗气的食物，如空心菜、生萝卜、荞麦、柚子、柑橘等。

阳虚体质：怕冷，衣服穿得多

我们通常都说"产前一盆火"，大多数孕妈妈是怕"热"的，因为胎宝宝是纯阳之体，像个小火炉一样温煦着孕妈妈。但是有个别孕妈妈仍然怕冷，表现出阳虚的体质特点。

阳虚体质的孕妈妈，平时总感觉怕冷，肚子冷，膝盖冷，手脚也不温。就连夏天也怕冷，不能吹空调，遇到冷就拉肚子。

这种体质的孕妈妈形体多白胖，唇淡面白，肌肉不壮，精神不振，睡眠偏多，口淡无味，喜热饮食。舌体是胖嫩的，有齿痕的，舌是润的，颜色是淡的。

俗话说，"万物生长靠太阳"，人体没有了阳气，就像地球没有太阳一样，阳虚体质的孕妈妈机体产热不足，热量不够，因此整个人体处于一派阴寒状态。

"十月怀胎懒洋洋"，很像阳虚孕妈妈的真实写照，精神不佳，昏沉沉想睡觉。动一动就容易出汗，还容易掉头发。

大便呢，或干或不干，稀者为多。这是因为阳气不足，温煦和推动肠道的功能就减弱了。

小便多，清而长，夜尿频繁，也是阳虚孕妈妈的表现。

一般来说，孕妈妈本来就容易出现生理性水肿，而阳虚体质的孕妈妈因为没有足够能量推动水液的运行，水肿可能更明显一些。

因为"阳虚"是"气虚"进一步发展的结果，因此，容易感冒、健忘、疲劳等症状，同样也是阳虚体质孕妈妈的特点。

阳虚体质是怎么来的呢？

一方面缘于先天禀赋不足，比如晚年得子或者孕期养胎不当，导致阳气不足；另一方面缘于后天失养，如饮食不当、压力过大、房事不节、月子受凉、过用寒凉药物等都容易损伤阳气。

我们都知道，坐月子是能够影响一个人的体质的，很多产后妈妈坐月子不得法，虽然花了很多钱，非但母乳喂养没实现，体质还变差了，相比孕前更容易疲劳、怕冷。原本不错的体质，经历月子以后变得气虚、阳虚了。

那么，阳虚体质的孕妈妈该如何养胎呢？

1　尽量少吃冰镇饮品、寒凉药物和生冷黏腻的食物

因为这些食物容易损伤脾阳，耗伤阳气。

2　避免熬夜、大量出汗

前面说过"熬夜耗气"，实际上，熬夜也伤阳。对自然界万物而言，夜晚是阳气收敛休养的时候，对人体也一样，阳气要潜入阴分去修复，而熬夜透支，久而久之，就容易阳气不足。

另外，如果大量出汗，阳气也会随汗液外漏的。

3　多晒太阳，注意保暖

适当晒太阳不仅利于孕妈妈对钙的吸收，预防胎儿先天性佝偻病，还是阳虚体质补充阳气的好办法。当然，过犹不及，夏季注意不要中暑了。

秋冬季节，阳虚体质的孕妈妈切不可"美丽冻人"了，要注意腿部保暖。另外，要还特别注意脚部保暖，俗话说，"寒从脚下起"。脚底有个涌泉穴，秋冬赤脚在家里走，寒气就顺着涌泉穴进入肾经，损伤肾阳。

4　游泳并不适合阳虚孕妈

尽管游泳是孕妈妈一项很好的运动，但是对于阳虚体质的孕妈妈，水中游泳易感受寒气、湿气，就不太适合了。

5　让心里充满阳光

阳虚的孕妈妈，性格一般比较沉静、内敛，不太爱说话，情绪常常低落，给人的感觉总不是那么阳光。这既是体质造成的，又反过来会影响体质。所以，我们不妨趁着宝宝不断带来各种惊喜，顺势加强精神调养，相信我们的准爸爸在这方面也是足智多谋的。

6　这样吃，来补阳

助阳 的食物举例：

五谷杂粮 ▶	糯米
蔬菜类 ▶	韭菜
荤菜类 ▶	羊肉、童子鸡
水产海味 ▶	河虾、海虾、海参
水果类 ▶	荔枝、樱桃、榴莲
干果干货 ▶	核桃仁、桂圆、芡实、栗子
其他 ▶	蜂王浆、牛奶、生姜、桂皮

阴虚体质：眼干、口干、皮肤干

阴虚体质的孕妈妈，平时总感觉"干"，嘴唇干，皮肤干，鼻腔干，大便干。这是因为身体缺水，不够滋润了。

这种体质的孕妈妈形体多瘦，胖子不多。喜欢喝冷饮，手脚心也热，做事风风火火，性子急得很。有的两颧潮红、烘热，夜间出汗，睡眠差，小便短赤，甚至眼睛干涩，视物昏花，眩晕耳鸣，腰酸膝软。这种人还容易长皱纹。舌体呢，是红色的，少苔、少津、不滋润。

我们都说，"女人是水做的"，人体缺少了水液，就像干旱的田地，缺乏滋润，禾苗枯萎，女性尤其如此。因为女性一生要经历月经、怀孕、分娩、哺乳等过程，这些过程都要消耗血液和阴液，久而久之，就容易阴不足。

阴虚体质的孕妈妈，更容易便秘，大便干结。一方面是由于胎儿的压迫，肠蠕动减弱；另一方面是由于机体阴液不足，人体就本能地加强肠道对水液的吸收。

我们常说"瘦人多火"，阴虚之人，水不足了，火就旺了，再加上孕激素的产热作用，阴虚的孕妈妈容易出现口干舌燥，鼻腔出血，牙龈出血，甚至口腔溃疡；也更容易心烦易怒，急躁焦虑，甚至出现胎动不安，阴道少量出血。

我们都知道孕妈妈容易出现睡眠困难，阴虚体质的孕妈妈可能会因为心血的不足，则更容易出现心慌、失眠的症状。

腰酸背痛也是，一方面缘于孕妈妈承重负担加大；另一方面，"腰为肾之府"，肾阴虚的孕妈妈腰酸背痛程度明显甚于平和体质的孕妈妈。

盗汗，就是夜间出汗，白天不出，这也是阴虚的孕妈妈常见的症状。

阴虚体质的孕妈妈，将来哺乳时，奶水生化之源也容易相对不足。这里之所以说"相对"，是因为母乳主要靠宝宝吸吮而产生，尽管哺乳妈妈自身阴血不足，但是母乳的分泌有"优先原则"，哺乳妈妈会优先将自己身体的阴血转化为母乳，供应宝宝。从这里，我们也看出母爱之伟大不仅仅停留在精神层面。所以，阴虚体质的孕妈妈一定要把自己照顾好。

阴虚体质是怎么来的呢？

先天因素有母体体质柔弱、高龄受孕、早产等；后天因素主要是过度疲劳、长期熬夜、性生活频繁暗耗阴液及强紫外线辐射等因素。

那么，阴虚体质的孕妈妈怎么养胎呢？

1 忌炙烤、辛辣

煎炸、油炸、火烤、辛辣、香燥的食物摄入过多，容易暗耗阴液，不利于胎儿的滋养。

2 避免熬夜、大量出汗

跟气虚体质一样，阴虚孕妈妈也不宜熬夜、大量出汗，因为这不仅耗气，而且也伤阴。

3 调摄情感，恬淡虚无

阴虚之人容易着急上火，反过来，情志过极，又暗耗阴血，导致阴虚，陷入恶性循环。

4 适宜游泳运动

游泳对于阴虚体质的孕妈妈来说，是个非常好的运动项目，水能够滋养肌肤，缓解因皮肤干燥引起的皮肤瘙痒。对于孕妈妈来说，越是到孕晚期，浮力越大，游泳越显得容易而有趣。通过水的按摩和浮力的作用，还能减轻关节的负荷，有助于缓解脚踝浮肿。还有研究表明，相比而言，孕期游泳的准妈妈分娩所需要的镇痛药更少呢。有便利条件的孕妈妈不妨尝试一下游泳运动。

5 秋冬养阴，顺势而为

秋冬季节，万物萧瑟，阴气相对旺盛，经历秋冬的孕妈妈，可以顺势利导来养人体的阴气。首先要顺应昼夜变化，保证充足睡眠，然后还要适当多食些养阴的食物。

6　这样吃，来补阴

滋阴的食物举例：

类别	食物
五谷杂粮类 ▶	山药
豆类 ▶	黑豆、豆腐、豆浆
蔬菜类 ▶	荸荠、木耳、番茄
荤菜类 ▶	猪肉、鸭肉、鸭蛋、乌骨鸡
水产海味类 ▶	乌贼鱼、甲鱼、牡蛎、鱼翅、干贝、花胶、蚌肉
水果类 ▶	葡萄、柑橘、香蕉、梨、苹果、桑椹、甘蔗
干果干货类 ▶	莲子、百合、银耳、燕窝、血蛤、黑芝麻
其他 ▶	蜂蜜、麻油

尽量少食性温燥烈的食物，如羊肉、虾、韭菜、辣椒、葱、蒜、瓜子、茴香等。

血虚体质：眼睑淡、口唇淡

血虚体质的孕妈妈，口唇淡白，舌质淡红，孕前的月经色也淡。

这种体质的孕妈妈面色萎黄，头晕眼花，视力减退，精神不振，注意力不集中，容易疲劳、气短、贫血，皮肤也容易干燥。

血虚，顾名思义，就是人体内阴血不足。我们都知道血液里含有各种营养物质和氧气。如果血虚了，一方面脏腑组织会失于濡养；另一方面，血不载气，血少了，气也无以依附，气也虚了。

血虚体质的孕妈妈，本来血就不足，再加上怀孕后阴血下聚来滋养胎宝宝，母体阴血更不足了。如果肠道失于濡润，大便容易干结；如果皮肤失于濡润，肚皮就容易瘙痒；如果心神失于濡润，就会出现心慌、失眠；如果毛发失于濡养，头发枯焦，如果产后调理再不得当，就可能出现病理性脱发了。

除了上述症状外，血虚体质的孕妈妈还会出现一组气虚症状，比如疲劳乏力、少气、懒得讲话、语声低微、白天动则汗多等。

血虚体质是怎么来的呢？

先天因素有母体体弱、孕期生活不规律等。

后天因素主要有：

- ▶ 久病阴血虚耗，长期阴虚、血瘀、湿热、气郁也可能导致血虚。
- ▶ 饮食不足，或脾胃功能失常，饮食转化为血液的能力减弱。
- ▶ 产后或术后大出血。
- ▶ 哺乳期调养不周，再劳作过度，导致气血暗耗等。

那么，血虚体质的孕妈妈该如何养胎呢？

1　要补血，先护脾

脾为气血生化之源，所以顾护脾胃就显得尤为重要。顾护脾胃就是不要伤害脾胃，那哪些行为容易伤脾胃呢？

- ▶ 脾属阴，怕冷，所以生冷寒凉容易伤脾。
- ▶ 脾喜燥恶湿，如果居住环境潮湿，脾就容易受湿邪所困。
- ▶ 过食甜品、肉类这些甜腻的食物，容易产生内湿，影响脾胃功能。
- ▶ 吃完就睡或者吃得太多也容易伤脾。

2　勿久视，勿劳心

"久视伤血"，所以一定要注意劳逸结合。养成良好的学习和工作的好习惯，尤其不要手机不离眼睛，也不可劳心过度。

3 这样吃，来补血

因为肾藏精，精生髓，髓化血，血的根本在于肾。因此补肾的食物，也是血虚孕妈妈可选的食物。

补肾和补血的食物举例：

豆类	▶	黑豆
蔬菜类	▶	藕、胡萝卜、黑木耳、菠菜、金针菜、芦笋、番茄
荤菜类	▶	猪肝、乌鸡、鹌鹑蛋
水产海味类	▶	甲鱼、海参
水果类	▶	荔枝、桑椹
干果干货类	▶	黑芝麻、红枣、桂圆肉、莲子
其他	▶	红糖、蜂蜜

湿热体质：大便黏，爱长痘

湿热体质的孕妈妈，标志性症状之一就是爱长痘，满脸油光，或者好发湿疹，口舌生疮，反反复复口腔溃疡。

这类孕妈妈的体形要么偏胖，要么苍瘦苍瘦的，容易口干口苦，身体沉重困倦，有的也可能表现出心烦懈怠、眼睛红赤、白带增多等症状。舌质是偏红的，舌苔是黄腻的。

这个"湿"，实际上就是，吃进来的食物没能完全消化吸收所产生的一种病理产物。"脾主运化水湿"，脾胃虚弱了，或者暴饮暴食，吃太多油腻甜食这些不容易消化的食物，脾"运化"不了了，"水湿"就停留在体内了，久而久之，郁而化热，就产生湿热了。然后这个"湿"和"热"就像油和面裹在一起一样，缠绵难除。

"湿热"在体内，如果往面部蒸腾，就产生油性皮肤，发痘痘；往下焦去呢，白带就增多，颜色也发黄，质地也变稠厚，甚至还有异味。

这种体质的孕妈妈，常常反映有口臭或口腔有异味，也容易口干口苦，但是又不喜欢喝水。这不像我们前面所讨论的阴虚体质的那种口干，那种是身体真正缺水，喝水比较多。

大便呢，有些孕妈妈表现为粘马桶，更多的表现为便秘，都不是很爽快就能解出解完的那种。

湿热体质的孕妈妈很容易烦躁，脾气很大，容易发火，这点跟阴虚体质的孕妈妈很像。这都是有热有火的表现。

很多孕妈妈肚皮容易痒、发湿疹，总是寻求外在的解决方法，比如涂橄榄油、涂炉甘石、涂湿疹膏等，有的有效，有的也无济于事。实际上，这跟孕妈妈内在的体质有关，湿热就是常见的因素之一。

湿热的孕妈妈，汗出比较多。这种汗主要集中在上半身，或者头部，俗话称"蒸笼头"，黏答答的。

夏季对于湿热的孕妈妈来说，比较难熬。因为夏季本来就湿气重，属于人体以外的"外湿"，而湿热体质的湿是人体内的"内湿"，内外湿交织在一起，孕妈妈可能会感觉闷热，甚至胸闷喘不过气来。

湿热体质是怎么来的呢？

后天可能的主要因素是饮食过饱、肥甘厚味、长期饮酒，或者居住环境长期湿气重。

先天的因素也不可小觑，父母湿热较严重的，将来也会影响孩子。我们常常发现，湿热比较严重的孕妈妈，将来宝宝出生以后其黄疸、湿疹明显也是更严重一些的。

那么，湿热体质的孕妈妈该如何养胎呢？

1　学会调节情绪

湿热体质的孕妈妈要学会转移注意力，多多培养兴趣爱好，多跟思维成熟的智者沟通。心智模式越成熟，处理事情越游刃有余，就越不容易急躁。

2　适当多运动，多出汗

俗话说，"汗出不见湿"，可见出汗也是排湿的方法之一。孕妈妈适当多运动运动，出出汗，但是要注意不能大汗淋漓，大汗耗气，气伤了，水湿代谢能力就变弱了，内湿自然就更重了。所以运动掌握出微汗为度。

3　慎用寒凉药食

湿热体质，有热有湿，则好发痘痘，人们自然而然联想到要吃下火的食物和药物。殊不知，性寒的药食虽一时能缓解症状，但是时间一长，脾胃就容易受伤。

4　细嚼慢咽，控制食盐

湿热体质的人性子急躁，吃饭速度也快，也容易暴饮暴食，这样一来脾胃就不能充分消化食物，导致湿热源源不断地产生。

注意：盐也要控制。因为盐吃多了，容易水钠潴留，加重湿热。

5　这样吃，来控制湿热

有句话叫"千热易去，一湿难除"，所以除了适当摄入清热的果蔬，还要选一些健脾利湿的食物，湿祛了，热就无以依附了。

清热、健脾利湿 的食物举例：

豆类	豆腐、绿豆、赤小豆
蔬菜类	藕、冬瓜、玉米须、芹菜、黄瓜、丝瓜、葫芦瓜、白菜、卷心菜、空心菜
水产海味类	鲤鱼、泥鳅
水果类	西瓜
干果类	莲子、茯苓

少吃辛辣燥烈、大热大补、煎炸、烧烤的食物，因为这些食物助湿生热。比如：

- 辣椒、生姜、大葱、大蒜、花椒、酒。
- 狗肉、牛肉、羊肉、鹅肉。
- 饴糖、大枣、胡桃仁。
- 石榴、柚子等。

痰湿体质：体态肥胖

痰湿体质，是比较好判断的，肚大腰圆，胖乎乎的。尽管湿热体质、气郁体质、血瘀体质、气虚及阳虚体质的人都可能肥胖，但也只是可能，不是必须症状。而痰湿体质一定是肥胖的，但胖子不一定都是痰湿体质。

有的人胖在肚子上，有的人胖在胸上，有的人胖在四肢上……而胖在肚子上的人多是痰湿体质。

痰湿体质的孕妈妈，除了腹部肥满松软，还会有脸上油光光、四肢沉重、容易疲倦等症状。面色呢，是暗黄的，眼泡有些浮肿。大便有些粘马桶，或者有解不尽的感觉。小便有点浑浊，量不多。口中有发甜或者有黏腻的感觉，还喜欢吃肥甘厚腻的食物。舌体呢，是胖大的，很像前面说的气虚的舌体，但是痰湿体质的舌苔是白腻的。

我们都知道"脾主运化"，这个运化就是运化水湿，把吃进来的饮食消化吸收，转化为人体所需要的津液。痰湿，就是脾运水湿的功能失调后产生的一种病理产物，久而久之，水湿就聚成了痰湿。

这些痰湿病理产物在体内，是"随气升降，无处不在"的，如果上蒙清窍，就容易出现头晕、脱发；如果壅阻气道，就会打呼噜，鼾声如雷；如果痰湿困脾了，就会胃口不好，不想吃东西，也不想喝水，总感觉疲劳，想睡觉，懒得说话。这些痰湿称为"无形之痰"。

如果痰湿存在于肺部，能够吐出痰液，这种痰湿就称为"有形之痰"。

痰湿体质的孕妈妈，孕中晚期可能出现气不足的表现，多走几步就胸闷、气短、吃力，也更容易出汗，汗比较黏。产检时上下楼跑几圈，就要不停地用餐巾纸擦汗。这是因为大量痰湿聚在体内，郁而化热，熏蒸津液，导致大量汗出。

由于湿重，痰湿体质的孕妈妈更容易产生水肿、湿疹、羊水过多等。

妊娠糖尿病、妊娠高血压的风险，痰湿体质的孕妈妈则要高一些。因此，痰湿体质的孕妈妈，尤其要严格控制饮食。

预防产后肥胖和脱发，是这种体质的妈妈月子调养的预防目标之首。

但这种体质的孕妈妈，有一点比较好，就是脾气还不错。虽然有的时候也容易优柔寡断，但总的来说不太容易发生产后抑郁，通常还是比较豁达开朗的。

痰湿体质是怎么来的呢？

一是缘于先天遗传，越来越多的研究表明，"肥胖基因"是痰湿体质的遗传因素。一是缘于后天因素，主要是过食肥甘厚腻。

那么，痰湿体质的孕妈妈该如何养胎呢？

1　清淡饮食，饥饱适度

饮食清淡，要少油、少糖、少盐。油脂和糖摄入过多，脂肪蓄积就形成了痰湿。按照《中国居民平衡膳食宝塔》的建议，油脂的摄入量，每人每天不超过 25 克。一般来说，我们平时喝的荤汤，表面有点零星的油花就够了。而那种白色荤汤，像猪蹄汤之类的，虽然油花看不到，但饱和脂肪酸的含量比较高，所以不要过食。

盐呢，WHO 的建议是不超过 6 克。中医认为咸入肾，过咸伤肾，肾主水，水湿困脾又会使脾运化水湿功能失调，源源不断产生痰湿。这就是为什么减肥的人一定要严格控制盐的摄入的原因。

饥饱适度，一方面是指每顿用餐，七八分饱就够了，过饱则伤脾，脾虚了痰湿产生就更多；另一方面，要注意一日三餐分配合理。早餐如果吃得少，就不能满足一个上午的能量需求；晚餐如果吃得太多，既影响睡眠，又容易导致吃的东西来不及消化，而转为痰湿堆积起来。

2 忌潮湿，勤运动

痰湿痰湿，湿聚成痰。居住环境要注意避免潮湿，因为外湿会引动内湿，进一步阻塞气机，伤到阳气。居住的房屋要注意通风、采光，有条件的可以采用一些除湿设备；注意不要淋雨；梅雨季节室外水气太重时，也要减少户外活动。

湿气重的天气，人就特别想睡觉，痰湿体质的孕妈妈要注意午休时间不能过长，这样容易导致外湿、内湿相结合。

由于体胖，这类痰湿体质的孕妈妈往往比较懒得动，爱"宅"。但是为了胎宝宝，孕妈妈应该改变一下自己，为人父母，得做孩子的表率，改掉以往久卧久坐的习惯，做个阳光灿烂的辣妈，适当运动，出点微微汗，也有利于排湿。

当然，过犹不及，过度运动、激烈运动、短时间运动都不提倡，反而会让人越来越胖。

3 培养活跃，决断的性格

痰湿体质的人脾气好，动作慢悠悠的。如果能变得活跃一点，决断一点，是有利于痰湿体质的改善的。

4 顾护脾胃，不要多思

痰湿的根本原因是脾虚生痰，因此要顾护脾胃，杜绝生痰之源，比如不要贪凉，不要过饥过饱，不要过度思虑等。

值得一提的是，很多肥胖的人想通过节食来达到减肥的目的，其实这种做法很容易伤脾，最终更容易产生痰湿，这也是为什么用这种方法减肥很容易反弹的原因。孕妈妈更加不能尝试这种方法，既伤自己，又伤胎儿。

5   这样吃，来化痰

`宣肺健脾，补肾化湿` 的食物举例：

五谷杂粮类 ▶	山药、燕麦
豆类 ▶	赤小豆、扁豆
蔬菜类 ▶	冬瓜、白萝卜、洋葱、白菜、茼蒿、绿豆芽、竹笋
荤菜类 ▶	鸭肉
水产海味类 ▶	紫菜、海蜇、海带、海藻、文蛤、胖头鱼
水果类 ▶	金橘
干果类 ▶	荷叶、茯苓、陈皮、橄榄、白果、芡实、莲子
其他 ▶	葱、蒜

少吃甜黏滋腻的食物，如饴糖、石榴、大枣、柚子、柿子、李子、枇杷、蛋糕点心、酒、海参、甲鱼等。

气郁体质：郁郁寡欢

气郁体质的孕妈妈，形体以瘦者居多。常表现为郁郁寡欢，眼神忧郁，多愁善感，精神紧张，也容易受到惊吓。敏感多疑，对神经刺激适应能力比较差，神情时常烦闷不乐。

这类孕妈妈还可能表现出胸胁部胀满或走窜疼痛，喜欢无缘无故叹气，或者咽喉部有异物感，或者乳房胀痛，痰多。大便通常干者较多，小便正常。舌是淡红的，苔是薄白的。

在气虚体质篇章，我们了解了"气"，她推动着人体五脏六腑的各项生理活动，像发动机一样。如果这个气的运动不畅了，不能很好地升、降、出、入了，这就是"气郁"了，这样一来，气血的状态就不顺畅了，人体自然会出现很多的身心疾病，也容易衰老。

气郁体质的孕妈妈，受激素水平变化的影响较大，相较于其他体质类型的孕妈妈来说，情绪波动可能更大，只要触碰到她一点点心思，她就可能哭得稀里哗啦。遇事纠结不已，选择困难。月子里表现更突出，常常为一些事情到处求证，耗伤心血，坐不好月子。气郁体质还是产后抑郁的温床，所以气郁体质的孕妈妈更需要老公决断果敢，做她的主心骨。

有的气郁体质的孕妈妈，从一开始就妊娠反应强烈，始终胃口不佳。随着宝宝日渐增大顶着妈妈的胃，再加上本来就气机不畅，则更容易打嗝嗳气、胃胀。到了孕中晚期，睡眠也不好了，入睡困难，翻来覆去睡不着，或者老是容易醒来。

都说孕妈妈爱忘事，气郁体质的孕妈妈跟气虚体质的一样，健忘问题更突出些。

气郁，就是气机郁滞了，郁滞在不同部位，其症状也不同。如果郁滞偏于上焦，可能表现出头晕心烦，严重的可能出现心慌胸闷，情绪低落，睡不沉；如果郁滞偏于中焦，可能出现胃胀胃痛，大便干，食欲差，这些症状会随情绪变化而变化；如果郁滞偏于下焦，可能出现阴道见红。

人体的五脏六腑中，负责调节情志的脏腑是肝脏。如果肝的疏泄出了问题，情绪就容易受到影响；反过来，情绪不欢畅，肝气也容易郁结，互为因果。

如果肝的疏泄不及，则表现为精神抑郁，多愁善感，默默欲泪，叹气胸闷等症状；如果疏泄太过呢，则表现为兴奋，烦躁易怒，头晕头胀，失眠多梦等症状。

气郁体质的孕妈妈产后乳房胀痛通常比一般人严重，甚至奶胀如锅，充盈速度快。她们也是乳腺炎的高发人群。生下来的宝宝，也容易受惊，睡不踏实，肠绞痛、肠胀气相对较为严重。

气郁体质是怎么来的呢？

一是先天因素，跟父母基因有关，也跟在娘胎时孕妈妈情志不畅有关；一是后天因素，跟情感所伤或者忧愁过度有关。

那么，气郁体质的孕妈妈该如何养胎呢？

1　宜动不宜静

多出来走动走动，保持正常社交，不要蜗居在家里。运动也尽量多些，冬天多出来晒晒太阳，让阳光驱散阴霾。

2　生活充实，目标明确

把自己日常生活安排满，有事可做，那就没有时间来胡思乱想。经常梳理下自己的目标，赋予当下所作所为以使命感。比如目前，我们在孕育一个新的生命，虽然有各种不适，也是值得付出的代价，这一切都是为了这个小生命；哺乳期也是，各种疼痛及睡眠困扰，都是为了宝宝，都是有意义的。一个人，往往目标明确，就能看得远，不被当下小事所困扰。

3　这样吃，来理气

疏肝行气，健脾益气利湿 的食物举例：

五谷杂粮类	▶	高粱、山药
豆类	▶	豆制品
蔬菜类	▶	黄花菜、莴苣、菊花捞、蒿子秆、香菜、洋葱、冬瓜
荤菜类	▶	鱼、瘦肉、鸡肝
水产海味类	▶	海带、海藻、
水果类	▶	橙子、柠檬
干果类	▶	玫瑰花、橘皮
其他	▶	葱、蒜、乳类

有一个著名的方子叫甘麦大枣汤，特别适合气郁体质的妈妈：甘草 10 克，小麦 50 克，大枣 10 个，煎汤服用。

血瘀体质：黑眼圈，爱长斑

血瘀体质的孕妈妈，脸上容易长斑，身体不小心磕碰一下，也容易出现一块乌青的斑。

这类孕妈妈往往偏瘦，身体容易疼痛，皮肤干燥，头发也容易脱落，脸色灰暗，眼眶黯黑，鼻部黯滞，口唇淡暗或发紫，舌质是暗的，有瘀点或瘀斑，舌下静脉也是瘀紫的。

血瘀，从字面来看，就是血管里的血液运行不畅了，"瘀堵"了。血瘀，其实也跟痰湿一样，也是一种病理产物。这个病理产物，有的在血管里，有的可能"逸于脉外"，影响全身。

如果血瘀停留在机体的某个局部，可能产生肿块，不好的东西；如果瘀阻在上焦心脉，就会出现心慌，胸口不舒服，血黏度高，睡眠不好，要么入睡困难，要么容易醒，醒来后睡不着；如果瘀阻在脑窍，就容易健忘。

血液运行不畅，脸色自然就不红润、滋润，所以面容就发干发暗。情绪也容易急躁或烦躁。

疼痛，对于孕妈妈来说，是比较常见的，在怀孕的各个时期都伴随各种各样的疼痛，小腹疼痛、腰酸背痛、耻骨联合痛、骨关节痛等。而血瘀体质的孕妈妈，疼痛可能更为明显，俗话说"通则不痛，痛则不通"，血瘀就是"不通"，当然疼痛更甚些。

血瘀体质是怎么来的呢？

一是气滞血瘀，"气行则血行，气滞则血瘀"，气推动血液的运行，如果气机不畅，或者气不足，就容易血瘀了，所以气郁者、气虚者，久而久之就血瘀了。

二是由于寒凝血瘀，经常受凉，吃寒凉食物，容易导致血管收缩，进一步导致血瘀。

三是血热也会形成血瘀，身体偏热，灼伤阴血，形成血瘀，血瘀久了也会化热，血热、血瘀互为因果。

再者，有句话叫"病久入络"，很多偏颇体质，阴虚、阳虚、血虚、痰湿、湿热等时间久了，血液循环就慢了，或者阴血灼伤了，就产生血瘀了。

另外，因为产妇的生理特点是"多虚多瘀，易外感"，如果月子调养不当，也是导致血瘀体质的因素之一。

那么，血瘀体质的孕妈妈该如何养胎呢？

1　注意保暖，心情愉悦

"寒主收引"，寒冷会导致血管收缩，加重血液运行不畅，从而形成或者加重血瘀。所以在风大的春天及寒冷的冬天，要注意避风避寒，要注意保暖。

另外，气滞则血瘀，情绪郁郁寡欢，气机就容易不畅。中医所谓，"气为血之帅，血为气之母"，二者相互依存。

2　小幅度运动

坚持运动，保持气机流畅，但不宜大强度、大负荷运动，因为通常血瘀体质的孕妈妈心血管功能较弱。

3　这样吃，来养胎

由于有胎宝宝的存在，孕妈妈不宜采用活血化瘀之法，那么，我们可以选些补气安胎、疏肝解郁的食物来代替。

补气安胎，疏肝解郁 的食物举例：

豆类	黑豆、黄豆
蔬菜类	香菇、油菜、胡萝卜、白萝卜
荤菜类	乌鸡
水产海味类	海藻、海带、紫菜
水果类	芒果、番木瓜、金橘、橙子、柚子、桃子
其他	玫瑰、绿茶、醋

少吃滋腻的食物，如肥肉、猪脚等。

过敏体质：容易过敏

这个"敏"，就是指容易过敏，皮肤上一抓就有划痕，有的还发过敏性紫癜、湿疹、荨麻疹等；如果呼吸道过敏，就可能出现过敏性哮喘、过敏性鼻炎，出现打喷嚏、流鼻涕、鼻塞等症状；如果消化道过敏呢，可能出现腹泻等症状。

"过敏"到底能否归纳为一种体质，其实中医专家们是有争议的，因为过敏本身就有分气血阴阳的偏颇，以及痰郁湿热等的不同属性。之所以单独列出来，实在是因为这类人群数量之大。有数据显示，全世界有 30%～40% 的人受到过敏问题困扰，过敏已成为全球第六大疾病。而我国过敏人数，每 10 年会增长一倍。

过敏体质是怎么来的？

引起过敏的原因有两方面。

一是过敏原引发。引起过敏反应的物质常见的约有 3 000 种，文献记载的接近 2 万种。常见的主要有以下这几类。

第一类：食入式过敏原，如鱼虾、鸡蛋、牛奶、海鲜、牛羊肉、动物脂肪等。

第二类：吸入式过敏原，如粉尘、花粉、动物皮屑、螨虫、油烟等。

第三类：接触式过敏原，如辐射、化纤用品、金属饰品、化妆品、肥皂、过冷或过热的空气、塑料、菌类等。

二是体质原因，主要是肺、脾、肾三脏腑功能失调。

那么，过敏体质的孕妈妈该如何养胎呢？

1　尽量避免过敏原

检查过敏原的方法有很多，可以通过对皮肤接触的东西，比如尘螨等的点刺试验进行检测过敏原，还可以通过抽血化验的方式。

2　加强锻炼，增强体质

游泳，对于孕妈妈来说是个很好的运动，而且还能锻炼肺部功能，减少过敏性哮喘、鼻炎的发生率。

3　这样吃，来益气固表，调节肺、脾、肾功能

益气固表 的食物举例：

五谷杂粮类 ▶	山药、糯米、燕麦、小麦
蔬菜类 ▶	菠菜、胡萝卜
水产海味类 ▶	泥鳅
其他 ▶	太子参、红枣、燕窝、灵芝

少吃容易致敏的食物，如荞麦、蚕豆、白扁豆、牛肉、鹅肉、鲤鱼、虾、蟹、茄子、酒、辣椒、浓茶、咖啡。

复杂体质

大多数的孕妈妈，都可以在前面的9种单一体质或者平和体质当中找到自己的位置，但也有少数人觉得困惑：感觉自己是"虚"的，但好像又有实证；有时候怕冷，有时候还怕热。到底是补还是不补呢？到底怎么调理呢？心里没底。我们姑且就把这种情况归为"复杂体质"。

比较常见的有五种：上热下寒、脾虚湿热、肝郁脾虚、肾虚肝旺、肝脾两虚。在这一章节中，我们把复杂体质的一些要点列出来，希望能对大家找准自己属于何种体质提供些参考。毕竟，能够区别复杂体质以及意识到要区别复杂体质，都是非常有价值的，因为做到这两点都可以有助于避免盲目调理。

上热下寒：到底是寒还是热

身体是很奇妙的东西，正常的时候，身体很单纯；可是身体不适的时候，各有各的不适，尤其是在怀孕这样的特殊时候。

孕妈妈有时候对自己身体传出的信号感到迷惑。明明有热的症状，却又怕冷；有时候感觉四肢发凉，但又容易上火，比如口干、口苦。到底是寒还是热呢？

这可能就是"上热下寒"。但是，上热下寒究竟是症状，还是体质呢？我们不再引申了，我们只是讨论这个现象。"上热下寒"，就是既有"上热"的症状，又有"下寒"的表现。

如何识别呢？

"上热"的表现有：口干口苦，想喝冷饮，头晕头痛，面部长痘，反复口腔溃疡，鼻呼热气，烘热汗出，睡眠多梦易醒，心慌心烦，耳鸣，胃胀胸闷，眼睑红，咽后壁红或有滤泡，舌红苔薄黄或白等。

"下寒"的表现有：便溏或不成形，畏寒怕冷，小便清长，白带清稀，小腹冷，腰以下凉。

如果兼具这两组症状，就可以考虑"上热下寒"了。

这种"奇怪"的现象是怎么产生的呢？

人体最好的状态是阳气在下部，自下而上温煦全身；阴液在上部，自上而下灌溉全身。也就是我们体内的心火能往下走，温暖下半身；肾水能往上走，滋润上半身。这样我们的身体才会阴阳平衡。

在互联网时代，人们生活方式发生了很大的变化，我们形象一点来解释："上面"动得太多，眼睛在动，手在动，脑子也一刻不得停息，嘴巴也一直吃东西。上边动得太多，气有余便成了火。同时，"下面"动得太少，我们一天里有大半天是坐着的，下半身很少活动，经络不通，脾胃也难以运化，火无法引到下半身，造成了"下寒"。

当然，造成"下寒"的原因还有很多，比如现代人喜欢冷饮，这就容易损伤体内阳气。还有我们女人在月经期间、怀孕期间、月子期间等都需要肾阳的参与支持，如果经期或产后养护不当，也容易损伤肾阳。

再加上生活节奏快，工作压力大，肝气容易郁结，使得全身气机不通。这样一来，上下交通就不顺畅，上面的火下不来，下面的寒化不掉。

这些因素合在一起，就构成了"上热下寒"的身体状态。

那么，这种体质的孕妈妈该如何养胎呢？

第一，孕妈妈要注意顾护脾胃，认真吃饭，不吃垃圾食品，少吃生冷寒凉的饮食。因为脾胃虚弱了，寒湿就从内而生，那么中焦升降之路被阻塞，下焦肾水就不能上调，上焦的虚火就越大。

第二，保持舒畅的情绪，才能使得气机调达，上下交通。

第三，简单的食疗方可以试试：

- 肉桂3克，带心莲子15克，熬汤服用。

第四，想要调理的孕妈妈，建议一定要找专业人员。因为这事关如何针对性调理，事关调理的效果。

对于"上热下寒"的孕妈妈，调理需要寒温并用，清温并下，辛开苦降，但这不是简单的寒热药物的叠加，需要细细察辨，分清主次，有的放矢。比如专业医生会辨别是心火旺而肾阴虚，还是肝胃有热而脾寒，或胃热脾寒，或肺热脾寒等不同类型；还会帮你甄别是真"热"假"寒"，还是真"寒"假"热"。

脾虚湿热：脾在哪儿？湿热是怎么产生的

有人以为脾就是消化系统，其实这两者并不是完全对等的对应关系。为了容易理解，我们先看看脾虚湿热都有哪些症状，这样你就有体会了。

当孕妈妈出现脘腹部满闷不舒服，恶心呕吐，食欲不佳时，有可能就是因为脾气亏虚，湿热壅滞在中焦脾胃。究竟是不是呢？还要参照其他症状。

当孕妈妈感觉乏力，肢体倦怠，精神不振，说话声音小，或者不愿意说话。多半因为脾气虚弱，气血生化不足，再加上湿热留于体内，就共同表现为疲乏的症状。

再有，孕妈妈还表现为：大便稀溏不成形，大便不爽快；自觉发热，汗出也不缓解，口渴多饮，小便短黄；身目鲜黄，皮肤发痒；舌头呈现红色，舌边有齿痕，舌苔是黄腻的；等等。

综合以上症状，孕妈妈就可以自行判断为脾虚湿热。所谓脾虚湿热，顾名思义，身体的表现除了"脾虚"的症状，也有"湿热"的症状。"脾气虚"属于本虚，而"湿热"则是标实。

脾虚湿热体质是怎么形成的呢？

现代人生活节奏快，工作压力大，常常所愿不得，忧郁久了就容易伤脾；或者饮食饥饱无度而伤脾胃；还有，嗜食辛辣使得湿热从内而生，湿热困脾导致脾胃功能失常；另外，久病、长期滥用药物、久处湿地等都会损伤脾胃功能。

脾胃虚弱了，饮食消化吸收能力减弱，就容易产生"湿"，湿邪反过来又会阻碍脾胃功能的正常发挥，这就形成一个恶性循环，互为因果。湿聚久了还会化热，热呢，又容易耗伤阴血。久而久之，就导致复杂迁延的局面了。

那么，这种体质的孕妈妈该如何养胎呢？

第一，对照前面可能的诱因，回顾并提炼自己的原因，针对性调整，比如起居、情绪、饮食等生活习惯等方面的调整。

第二，健脾行气，清热利湿是调养的基本原则，但孕妈妈的身体状态会随着情绪、起居、压力、熬夜、宝宝的不断增大等因素而变化，这就需要动态评估脾虚和湿热的轻重缓急，必要时求助专业医生。

简单的食疗方也可试试：

- 党参10克，茯苓15克，玉米须15克，砂仁3克，煎汤服用。

肝郁脾虚：是肝脾都出了问题吗

肝郁脾虚，并非肝脾都出现问题。当你体会过什么是身心俱疲，就能大体理解肝郁脾虚这个复杂体质的感觉了。

在中医的理解中，肝与情绪相关，脾与体力相关。肝郁脾虚，从字面上就能看出，就是肝脾功能不协调了，身体就表现出既有"肝郁"，也有"脾虚"的共同症状。

肝郁的症状，除了情绪低落、情绪不稳定，或者急躁易怒等情绪相关的症状，还有胸部或胁肋部胀满，或胀痛，或窜通，或痞闷不适，也会不自觉地叹气。

脾虚的症状，包括食欲不佳，或腹部胀满喜按，或大便稀软或泄泻，或者大便有时候干，有时候稀。

如果有上述两组症状的组合，是不是就可以按照肝郁脾虚的诊断来调理身体了？不行，还要排除热证，比如舌红苔黄等，因为有了热证，就可能不是肝郁脾虚了。

另外，如果出现"腹痛则泻，泻后痛减"这个特征，就更容易确认，这就是肝郁脾虚了。

肝郁脾虚体质是怎么形成的呢？

从中医"五行"对应"五脏"来看，肝对应的是木，脾对应的是土。从相生相克的关系来看，木是克土的，也就是说这些脏腑之间是相互影响、相互制约的，保持一个动态平衡。

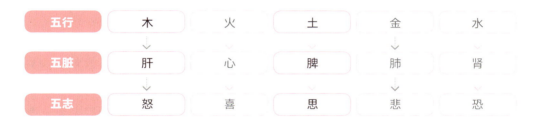

无论是肝，还是脾，这两个脏腑，其中一个出现问题，就可能打破这个平衡，影响另外一个脏腑的功能。

比如说，爱生气，从五行上来看，怒就容易伤肝，肝的调达功能就会受到影响，肝气横乘脾土，就进一步影响脾的功能了。我们有的时候一生气就吃不下饭，就是这个道理。

反过来，如果饮食不节、劳倦太过、思虑太多，这些不良生活习惯很容易损伤脾气，脾的健运功能减弱，土壅木郁，那就影响肝的疏泄功能了。

那么，这种体质的孕妈妈该如何养胎呢？

第一，疏肝解郁，可以参照前面"气郁"体质。

第二，健脾补气，可以参照前面"气虚"体质。

简单的食疗方可试试：

- 陈皮 6 克，茯苓 15 克，山药 20 克，玳玳花 9 克，熬汤服用。

孕妈妈还可以熬些山药芡实冬瓜皮粥，效果也不错。

如果胃寒，山药芡实粥即可；如果胃热，绿豆冬瓜皮粥就更合适些。

TIPs

- 如果还出现胃寒又怕冷，或者心神也不宁等更复杂的情况，也不必担心。事出必有因，可以寻求专业医生的帮助，仔细察辨，总能找到最佳的养胎方案，滋养好你的宝宝。

肾虚肝旺：女人也会肾虚吗

肾虚当然不是男人的专利，女人也会有。有了会怎么样呢？单纯肾虚是容易调理的，加上肝旺，就变成复杂体质了。

肾虚肝旺的孕妈妈，最明显的症状就是头晕、头痛、头胀，烦躁易怒。有的妈妈还会出现耳鸣，感觉头重脚轻的，比其他孕妈妈更容易腰酸腰痛，有时膝盖也有酸痛感，睡眠总是不沉、不踏实，梦很多；有的孕妈妈还表现为视物不清，面红目赤，口舌干燥。这类孕妈妈的舌质是红的，舌苔少，甚至无苔，或者薄黄苔。

肾虚肝旺，是指肝肾阴液亏虚，虚阳偏旺，也属于本虚标实。

这类妈妈产后生理性奶胀比较明显，出现乳汁充盈过速的概率也比较大。甚至有的新妈妈形容"奶胀如锅"，很痛苦。

肾虚肝旺体质是怎么形成的呢？

因长期肝肾阴虚，涵养制约不了肝阳，那么肝阳就会升动太过；或因郁怒焦虑，气郁化火，反过来耗伤阴血，阴不制阳而成。

那么，这种体质的孕妈妈该如何养胎呢？

第一，保持情绪舒畅，减少诱发因素。

这种类型的妈妈，尤其受不得气，一生气就头痛、头胀，睡眠就更不好了，甚至彻夜不眠。

第二，避免过度疲劳。

疲劳加重阴虚，制约不了阳旺，就容易发病。

第三，保持大便通畅。

如果大便不通畅，肝阳就更容易上亢，诱发头痛、头晕等症状。

第四，适当选择一些平肝的食物。

如苦丁茶、菊花、天麻、芹菜、桑叶等。

另外，牡蛎可以连壳一起熬汤，喝汤吃肉，既平肝还滋阴呢。

简单的食疗方法也可以试试：

- 枸杞子12克，菊花9克，百合12克，桑叶12克，沸水冲泡当茶饮。

肝脾两虚：为什么高龄孕妇最容易显现这个体质

前面出现过肝郁脾虚的复杂体质，这里我们又出现肝脾症状。这次是肝脾两虚，这也是比较常见的一种复杂体质，尤其是高龄的孕妈妈。

肝脾两虚，舌质是淡的，舌苔是白或腻的。具体症状表现为以下两组。

在"肝"的表现是阴血不足：
- 肝血不足，不能上荣于头面，常常出现头晕，面色苍白，没有光泽。
- 肝开窍于目，目失所养，经常感到两眼干涩，视物模糊。
- 肝在体为筋，爪甲为筋之余，筋失所养，则肢麻震颤，指甲也不亮泽。

- 肝血不足，肝气则不舒，会出现胁胀隐痛的症状。

在"脾"的表现是气虚而湿气内停：

- 带下量多，色白或淡黄，质稠无味，绵绵不断，面色萎黄，四肢不温，神倦乏力，食欲不振，腹胀便溏，下肢水肿，小便不利，容易长痘痘和黄褐斑等症状。

跟脾虚湿热的体质相比，脾虚湿热的孕妈妈，湿热症状相对比较明显；而肝脾两虚则有明显肝血不足的一组症状，热象表现不明显。

肝脾两虚的体质是怎么来的呢？

因为肝藏血，脾为生血之本，所以如果脾虚了，气血生化就会不足，久而久之肝血也就不足了。

那么，这种体质的孕妈妈该如何养胎呢？

不难理解，肝脾两虚的孕妈妈的基本养胎原则应该是养血调肝，健脾利湿。这里之所以说"基本原则"，是因为复杂体质容易累及多个脏腑，形成错综复杂的相互影响，往往需要借助专业医生的判断。

作为我们孕妈妈自己能掌握的食疗，可以按这样的原则来选择：

▶ 养血的多是一些滋阴的药食，但是滋阴容易碍脾助湿，因此对于肝脾两虚的孕妈妈，要选择一些养血而不滋腻的食物，如鸭血、海参、猪肝、花生、菠菜、龙眼等。

▶ 或者在一些养血食物中，比如红枣、枸杞子、甲鱼、阿胶等，配伍一些健脾利湿的食物，其中健脾补气的食物有茯苓、山药、芡实、扁豆、甘草等，利湿的食物有冬瓜皮、玉米须、茯苓等。

简单的食疗方可试试：

- 枸杞子 12 克，龙眼肉 10 克，山药 20 克，茯苓 15 克，一起炖成羹汤服用。

平和体质：这是复杂到极致的简单

平和体质，非常复杂，也极其简单。其关键，就是一个"平"字。

平和体质，是最佳的一种体质状态，不仅气血阴阳平衡，不偏不倚，而且身心平衡，心理也非常健康，不容易生气、急躁，即使遇到困难，比如母乳喂养遇到点挫折，家庭新关系磨合期起冲突，她也充满克服困难的勇气。

这种类型的孕妈妈，平时很少生病，精力始终很充沛。

那平和体质的孕妈妈是不是就不要养胎呢？

当然不是，平和体质的孕妈妈也不能掉以轻心哦，如果养胎不得当，同样可能有各种风险呢。

那么，这种体质的孕妈妈该如何养胎呢？

第一，《傅青主女科》说，"固胞胎之气与血，脾肾可不均补乎！"孕妈妈以气血为根本，血用来养胎，气用来载胎。气血的生成、运行与脾、肾、冲任关系最为密切。也就是说，一旦发现怀孕，无论孕妈妈体质好坏，都应该积极安胎调理，补肾为固胎之本，健脾为益血之源，理气以通调冲任气机。

推荐几组食物，配合起来服用，可健脾补肾，疏肝理气。

- 健脾：粳米、小米、扁豆。

- 补肾：山药、葡萄干、核桃仁。
- 理气：陈皮、玳玳花。

第二，平和体质的孕妈妈，因为怀孕的影响也会出现气血阴阳的失调的情况，因此也要密切观察，进行相应的调理。

Chapter 3
逐月养胎

孕早期 189

孕中期 200

孕晚期 211

每个月的养胎依据，有什么不同？

怀孕之后的每一天，宝宝都以我们感受不到的速度发育成长，每天都不一样。就像春风里的嫩芽，你看到的似乎是静止的，转眼间就能让你惊诧。

宝宝在腹中，我们看不见，他需要什么呢？自取！只是我们不知道他"取"了什么，也不知道他在不同的时间，需要的"营养"是不是一样。既然不知道，那么每个月的养胎方式都是一样的吗？不是的。每个月的养胎方式还是不一样的，那么不一样的依据是什么呢？

明代著名的儿科医家万全在《万氏家藏·育婴秘诀》中提出，养胎的主要目的是"胎养以保其真"。意思是说，胎儿在腹中的成长，全赖孕妈妈的气血。如果孕妈妈气顺血充，那么胎儿安稳；如果孕妈妈气血不畅或不足，则可能胎动不安，容易导致先天体质欠佳，甚至有流产先兆等。可见，传统中医很重视通过调养母体来滋养胎宝宝。

从受精卵到足月胎儿，胎宝宝每个孕月生长的重点是什么？也就是说，身体发育以哪一部分为主？同时，孕妈妈的身体又会因此有哪些相应的变化？如果能找到这个规律，养胎是不是就能更加精准了？

借助现代B超等先进仪器，我们当然可以发现每个孕月胎儿的形态变化。可是古人没有这些先进仪器，他们怎么"看见"呢？这是中医当时特别牛的地方，他们通过五行相生相克的规律，来关联胎儿每个月的生长发育特点，也以此来推断孕妈妈身体内部的一些变化。

历史上有位名医叫徐之才，他结合前人的研究发现，在每个孕月，胎儿生长发育的重点是不同的，而且在不同的孕月，孕妈妈都有一个主要"负责"滋养胎宝宝的经络。只要每个月针对性地呵护好孕妈妈的那条经络，胎宝宝就能够得到更好的生长发育。以此，他发展出一套逐月养胎的方法，后世也有诸多医家一步步完善诠释。我们分享给大家作为参考，当作趣闻也不错。

五行	木	火	土	金	水
孕月	孕一月	孕三月	孕五月	孕七月	孕九月
	孕二月	孕四月	孕六月	孕八月	孕十月
孕妈妈主要负责滋养胎宝宝的经络	足厥阴肝经	手厥阴心包经	足太阴脾经	手太阴肺经	足少阴肾经
	足少阳胆经	手少阳三焦经	足阳明胃经	手阳明大肠经	足太阳膀胱经

稍微有点中医常识的准妈妈会提出疑问：我们人体有十四条经络（指正经），这才是十条经络，如果这十条经络主管养胎，那么其余的经络干嘛去了？

除了任督二脉，另外还有两条经络是手太阳小肠经和手少阴心经，它们也没"闲"着，一条"下主月水"，一条"上为乳汁"。也就是说，其中一个任务是固摄住月经；另一个是发育乳房，准备将来的哺乳。

那么，孕妈妈每条经络的逐月滋养，跟胎宝宝的生长发育进程有什么千丝万缕的联系呢？这里还有一个特别有"趣"的古代哲学："修身、齐家、治国、平天下"这句大家都熟知的话，出自《礼记·大学》，意思是说，要想"治国、平天下"，首先得学会"修身"。所以古人的职业追求是"不为良相，便为良医"，治理国家和治理身体的道理是相通的，甚至很多有建树的宰相大臣，从洞察人体的规律中找到治国的方略，历史上不少名相或政治家，他们本身也颇懂些医理，比如陶弘景、狄仁杰、朱熹、范仲淹、曾国藩等等不胜枚举。

如何"修身"呢？修身就是"养生"，养生就是"不害生"。所谓的"害生"，就是违背人体的自然规律。人体的自然规律是什么？人是怎么来的？读懂胎宝宝，也许他会告诉你答案。

《黄帝内经》里，在剖析五脏六腑的功能时，就是用"治国"的方略来做比喻的。一个生命的起源，就像一个国家的形成；而生命的旺盛生机，就好像国家机器的高效运转。

首先，一个国家要建立，需要武官来开疆拓土。"肝者，将军之官，谋虑出焉"，肝者，一国之大将军，统率三军，有勇有谋。所以孕一月，在胎宝宝着床，安营扎寨建立自己安身立命的根据地时，孕妈妈由肝经来"主政"滋养胎宝宝，再合适不过了。

"创业"阶段，要"有胆有识"，要善于做决断。"胆者，中正之官，决断出焉"，中正之官，是指一国之大法官，首先要制定规则，树立价值观，有法可依才便于判断，就好像"三大纪律、八项注意"，谁违反了，挥泪也得惩罚，这叫"决断"。所以孕二月，孕妈妈派胆经出来"主事"。

一个新的国家，政治主张有了，还要文化部门来宣传吧。"膻中者，臣使之官，喜乐出焉"。膻中即是心包，臣使之官就是传送信息的，要传递正能量，让老百姓看到希望，有美好生活的向往。所以，孕三月，心包经主养。

要想国泰民安，风调雨顺，给力的水利部门必不可少，要不然大禹治水的佳话也不会流传至今。"三焦者，决渎之官，水道出焉"，上焦如雾，肺之气所成；中焦如沤，脾胃之消化水谷所成；下焦如渎，开掘水道而利水。孕四月，孕妈妈的三焦经"决渎之官"出来视察工作。

风调雨顺了，接下来就该五谷丰登了，民以食为天，而把五谷转化为精微物质，转化为气血来维持人体的生命活动，就要靠脾胃来完成这项工作。"脾胃者，仓廪之官，五味出焉"，孕五、六月，由孕妈妈的脾胃经主养，这个负责天下粮仓的"仓廪之官"，可谓责任重大。

创业艰难，守业更不容易。一张一弛，文武之道。要把国家打理得井井有条，还需要一个鞠躬尽瘁、足智多谋的总理大臣辅佐君王。"肺者，相傅之官，治节出焉"，"相傅"就是宰相的意思。"肺主治节"是根据天气之寒暑，调节人之气的寒热，同时还要通调水道，下输到膀胱。这么重要的工作，当然由宰相亲自主事。所以，孕七月，由肺经主养。

干净整洁的城市，市政工作人员至关重要，比如垃圾的管理就是重要的工作之一。"大肠者，传导之官，变化出焉"，大肠之脉在上主生津液，在下从大肠中吸收水液，从而形成大便排出。孕八月，由孕妈妈的大肠经"传导之官"来治理。

硬件设施齐备了，软实力也不容小觑。一个国家要想立足于世界民族之林，需要整个社会高效运作。"肾者，作强之官，伎巧出焉"，肾藏精，肾精充足，则功能强大。阳之精在上则耳目聪明，阴之精在下则手足强劲灵巧。孕九月，由孕妈妈的肾经主养，让整个机体充满勃勃生机。

最后，别忘了城市水系统发达，人们的生活质量才能得到保障。"膀胱者，州都之官，津液藏焉，气化则能出矣"，州都是水城，膀胱是管水的官，储藏津液，气化成小便排出。孕十月，由这个管水的官，孕妈妈的膀胱经来负责滋养胎宝宝。

瞧，一旦怀孕，一个新的生命就像一个国家一样，按部就班地来"组建"，而准妈妈就"暗暗地"把自己的脏腑经络都"调动"起来，分工协作，为养胎、哺乳去做一切的准备了。洞悉了其中的"天机"，对我们养胎的原理，是不是就能找到一点启发了呢？

孕妈妈每个月主养的经络，与胎宝宝的脏腑发展有什么具体的关联呢？随着跟现代医学的发展，会不会找到更多的对应关系？专家们还在继续探索和研究。

作为准妈妈身边的支持者，我们在每个不同的孕月，基于古人和现代研究的已有认识，给准妈妈一点具体的协助，让这一切的发生更加顺理成章。

孕早期

孕一月：为什么这个月是"酸"的

孕一月，胎宝宝名叫"始胚"，由孕妈妈的足厥阴肝经主要担负滋养的任务。这个"始胚"，是说胚胎刚刚开始形成的阶段。

受精卵从第 3 周开始才形成，才算有了生命，接下来还需要 5~7 天，不断分裂的受精卵才在子宫"安营扎寨"。真正着床时，就已经到了孕二月了，可是就在胎儿发育的第 4 周，神经系统已经建立起来了。

孕妈妈这边呢，卵巢继续分泌雌激素来促进乳腺的发育，开始为将来做打算了。当然，这个时候大多数孕妈妈自己还没什么感觉，有些敏感的妈妈，也只是会感觉乳房发硬，乳晕变深，触碰疼痛而已。

那么，我们从外界如何协助呢？或者，孕妈妈怎么主动配合肝经的"工作"呢？

1 多食酸，以养肝血

从电视剧里经常看到，一旦想吃酸的东西，就暗示女主怀孕了，这就是关联。从中医五行对应五味来说，酸刚好对应的是肝。所以，当孕妈妈的肝经来负责主养胎宝宝时，孕妈妈可能就本能地想吃酸的东西来"补充"肝阴血。当然这是身体通过无意识进行的。我们现在知道这个道理，完全可以有意为之不是吗？虽然平时气血旺盛的人可能感觉不明显，但是多补充些还是有益的。

五行	木	火	土	金	水
五味	酸	苦	甘	辛	咸
五脏	肝	心	脾	肺	肾

因此,在逐月养胎法里,建议孕一月饮食,要"精熟酸美",意思就是适当多吃点酸味的精致美食来补养肝血,去滋养最初的生命。这与营养学建议多吃一些富含叶酸的食物,来预防胎儿神经管畸形也有相似之处。另外,中医有个理论叫作"以脏补脏",适当摄入动物肝脏也有利于养肝。

富含叶酸以及酸味食物举例:

富含叶酸的食物	▶	芦笋、西蓝花、菠菜、芹菜、油麦菜,以及橘子、橙子等柑橘类水果等
酸味食物	▶	醋、番茄、赤豆、橄榄、枇杷、桃子、石榴、乌梅、葡萄等

2 吃大麦,成长给力

大麦,从外形来看,是满满的生发之力;肝属木,肝木对应的正是生发之象。而胚芽的成长也正处于生发阶段,因此,大麦是我们孕妈妈一旦怀孕,就最应该摆到餐桌上来的食物。孕早期的三个月,都宜食大麦。

而且,大麦能"平胃止渴",能"治食饱烦胀",还能"宽胸下气,凉血,消积消食",对缓解孕妈妈的早期孕吐,促进消化非常适宜。

有生活情调的孕妈妈,不妨买本教你制作各种精美的面食的书,既怡情养性,开始最初的胎教,又能满足食欲,还能适应胎儿的发育需要。

因为孕一月胎儿还非常小,再加上现代人的营养都不差,因此,本月不需要额外增加过多的营养。

3 少吃辣和腥的食物

偏腥辛的食物,容易使得燥热内生,免疫系统活跃,不利于胚胎的着床发育。腥味的食物，主要指鱼类、海鲜等。

胎宝宝的生长发育需要夺取孕妈妈的气血，而辛辣的食物，也需要消耗人体更多的气血去消化吸收。因此，如果孕妈妈尽量"节省"自己的气血，全力以赴去滋养胎宝宝更划算一些。

另外，羹汤要吃熟的、暖的、新鲜的；过夜的、凉的饭食不要吃，这在古代叫作"才正"。

4　不要过分用力

从五行对"五华"来看，肝对应的是"爪"，也就是手指，肝血充足，则手指灵活。如果肝血不足，则对应"五变"中的握，也就是握力不足了。所以孕早期，不要太用力。

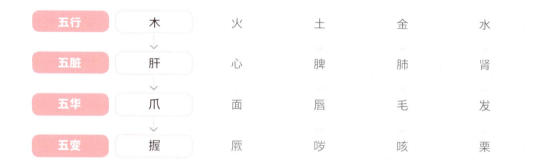

5　环境安静，充足睡眠

孕一月是胎宝宝神经系统的发育开始，所以保持一个温馨安静的环境非常重要，嘈杂喧闹的场合，最好不要去了；惊险刺激的娱乐就更加要避免。同时，要保证充足的睡眠。

6　《产经》特别指出"无御大丈夫"

就是说怀胎一月不要房事，如果房事不节，扰动相火，耗劫真阴，可能导致冲任损伤而使得胎元不固，从而导致流产、早产，也容易酿成"胎毒"，同时可能增加孕妈妈和胎宝宝宫内感染的机会。尤其是在妊娠早期三个月和孕后期的一个半月。

7　音乐胎教听"木"音

古代有"五音疗疾"的记载，五脏对应五音、五志。比如"角"音，具有木气的属性，能防治肝气内郁，可以促进气机的上升、宣发和展放，具有通肝解怒、养阳保肝的作用。

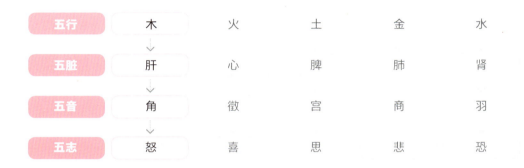

五行	木	火	土	金	水
五脏	肝	心	脾	肺	肾
五音	角	徵	宫	商	羽
五志	怒	喜	思	悲	恐

孕妈妈不妨网上搜些以"角"音为主的音乐来听听，比如《欢乐歌》《三六》《云庆》《行街》《中花六板》《慢六板》《花三六》《四合如意》等。

孕一月食膳坊

入肝经 的滋养食物还有：

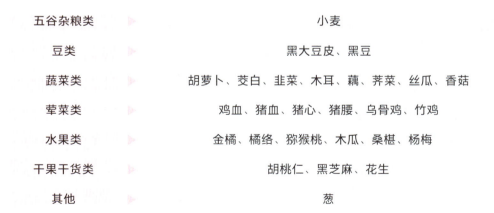

五谷杂粮类 ▶	小麦
豆类 ▶	黑大豆皮、黑豆
蔬菜类 ▶	胡萝卜、茭白、韭菜、木耳、藕、荠菜、丝瓜、香菇
荤菜类 ▶	鸡血、猪血、猪心、猪腰、乌骨鸡、竹鸡
水果类 ▶	金橘、橘络、猕猴桃、木瓜、桑椹、杨梅
干果干货类 ▶	胡桃仁、黑芝麻、花生
其他 ▶	葱

孕二月：为什么这个月需要"静"

孕二月，胎宝宝名叫"始膏"，由孕妈妈的足少阳胆经主要担负滋养的任务。这个"始膏"，是古人打的一个比喻，意思是这个时候的小生命就像膏脂一样美妙。

现代医学发现，在第 8 周时，胎儿已经初具人形，可以看出眼、耳、口、鼻啦，宝宝的脊柱在慢慢形成，四肢有了基本形状，小心脏也开始出现有规律的、每分钟达 120～150 次跳动，这一切都让你感受到生命的神奇。

这时候孕妈妈的身体也发生了变化，首先，妈妈不来月经了，这是因为本来要脱落的子宫内膜，应胎宝宝的"要求"而被保留下来提供营养和保护。同时，孕妈妈的心跳也加快，这也是胎宝宝在"指令"妈妈加油工作，制造更多血液为她输送营养。

并且，孕妈妈乳房开始增大，有的人能感觉到胀痛感，乳晕颜色加深，还会有突起的小结节，这被称为蒙哥马利腺体。在将来哺乳时，这种腺体能产生一种润滑液，从而使乳头保持柔软，让母亲在哺育宝宝时更加舒适；她还能产生一些有气味的分泌物，利于宝宝找到并吮吸妈妈的乳房。可见，我们的人体不仅智慧，而且体贴，人体"想"得多么周到啊。

从这个月开始，孕妈妈的孕激素水平大大提高，大多数孕妈妈开始有妊娠反应，如恶心、呕吐、头晕等。

《黄帝内经》说"凡十一脏取决于胆也"，就是说，人体的其他脏腑的正常功能，都取决于胆气的生发。在这个孕月，从受精卵顺利着床，到胎儿雏形的形成，五官、脊柱、四肢、心脏等的发育，孕妈妈乳房的发育，都有赖于胆经的生发功能。

那么，这个孕月，我们又该怎么样协助胆经来养胎呢？

1　居必静处，勿惊扰之

"胆"为清净之府，其特性是"性喜宁谧"，如果"胆"受到骚扰，则可出现气机升降失常。因此，要想让胎儿能够很好地生发，最重要的原则就是保持一个安静的生长环境。所以，孕妈妈心情要平静，周围环境也要宁静，不要惊扰到胎宝宝，让她安安静静地把身体各个器官组织的基本结构最完美地搭建起来。这就像造房子一样，如果基本框架结构搭歪了，以后再怎么装潢也修饰不了。

2　无食辛臊，眉清目秀

辛能动血，腥臊害胃，而孕妈妈本月妊娠反应比较严重，因此，本月饮食应以"清淡"而又富有营养的食物为主，食物要多样化；可多食些富含维生素B的食物来缓解妊娠反应；同时少食多餐。

而那些膏粱厚味、辛热肥甘、油煎冰饮，则一般多在避忌之列。膏粱厚味、辛热肥甘等物，非但入胃刺激，不易消化，并且弄得不好，还会使孕妈妈体内热邪壅滞，造成阴阳失调，以致影响到胎儿的正常发育。尤其这个月是五官发育的重要时期。

营养清淡　及富含维生素B的食物举例：

营养而清淡的	瘦肉、禽、蛋类、牛奶、豆浆，以及绿叶蔬菜等
富含维生素B的	燕麦片、全麦面包、瘦肉、动物肝脏、花生，以及深绿色蔬菜等

3　远离烟酒、辐射、宠物

刚刚形成五官人形的胎宝宝，一切都很脆弱，这个时期，也是流产和畸形的高发期，孕妈妈需要格外小心。此时应该远离烟酒，远离被动吸烟；远离高辐射；尽量不要接触化学物质；体质比较弱或者习惯性流产的孕妈妈，最好不要接触宠物。

4　继续禁性生活

无论中医还是西医都是建议在孕早期避免性生活的。古人甚至认为在这个阶段，如果孕妈妈有了性生活，容易"百节骨间皆病"，也就是说以后有可能留下关节不适的病根。

孕三月：与宝宝漂亮有关

孕三月，胎宝宝名叫"始胎"，由孕妈妈的手厥阴心包经主要担负滋养的任务。这个月之所以称为"始胎"，是从一月的"始胚"，到二月的"始膏"，再延续到现在成为"始胎"的。

这个孕月，脐带形成并开始工作，妈妈通过脐带给宝宝输送养分，宝宝呢，通过脐带将废物排泄出去。宝宝的肾和输尿管已经发育完成，开始有排泄现象了。宝宝的小脸越来越像"脸"了，眼睑、唇、鼻、下颚都已经形成。宝宝的嘴巴可以一张一合了，她还能转动舌头，吞咽羊水。手指甲、脚趾甲、细小毛发也开始出现，小腿、小脚也在不断生长呢。

尽管如此，大脑的发育速度比其他器官都还要快，新的脑细胞以每分钟250 000个的速度昼夜无休地产生，大脑占据了身体一半的体积，是个名副其实的"大头娃娃"。

孕妈妈呢，乳房更胀大了，乳房乳晕颜色加深，蒙哥马利腺体也进一步突出。按压子宫，能够感觉到宝宝的存在。有的孕妈妈在11周前后，腹部正中线出现一条深色的竖线，这是因为色素沉着了。

这个月负责主养的心包经，是主"喜乐"的。那么，我们孕妈妈如何主动配合心包经的"工作"呢？

1 看美玉，孩子更漂亮、贤德

古人说，孕三月"未有定仪，见物而变"，"欲子美好，数视璧玉"，意思是说，胎宝宝此时的相貌、天性等正在形成，但还没有完全形成。若要想子女长得美好端正，应多看白璧美玉。是不是看了美玉，孩子就一定漂亮呢？我们不必去较这个真。多看、多接触美好的事物，总是有益无害的，不是吗？比如民间有个习俗，说怀孕后，家里挂个漂亮娃娃的照片，经常看看，宝宝将来也像画上一样漂亮可爱，实际上就是取"见物而化"之意。"美玉"实际上是一个比喻，比喻一切美好的东西，看到的和感受到的。

对于孩子的天性的影响，古人认为，"欲令子贤良盛德，则端心正坐，清虚和一"。孕妈妈在外面看到的、听到的，宝宝在腹中都能感受得到，所以孕妈妈要多接触真、善、美的东西，胸怀要宽大，不斤斤计较，不说脏话，不吐恶言，每天保持心情舒畅，享受新生命带来的欣喜，这些都是宝宝成长的积极动力。切忌"大怒大悲"，惊扰胎气。

另外，温馨的家庭氛围，和谐的夫妻关系，是孩子成长最好的养分，现在是，将来仍然是。我们都知道原生家庭能影响孩子一生为人处世的方法，以及人生的轨迹。

甚至一些比较有经验的母婴从业人员，她们往往能通过观察准妈妈的脾气性格、爸爸的参与程度以及家庭的支持程度，预测孩子将来出生以后是否容易哭闹不安，基本上是八九不离十的。可见胎教的影响力，不需要等到多年以后才显现出来。

2　尽量避免致畸、流产的因素

这个孕月，是胎宝宝容易受致畸因素影响的阶段，因此要尽量去避免。

容易致畸 的因素：

感染弓形虫的 ▶	没煮熟的肉，生鱼片，宠物粪便
受污染的食物 ▶	被重金属污染的海鱼，被农药污染的果蔬等
久存霉变的食物 ▶	发芽的土豆、过保质期的面包等食物，发黄的蔬菜等
疾病 ▶	风疹、水痘等
其他 ▶	化学药物、放射源等

这个时期，也是流产风险比较大的阶段，导致流产的因素有很多。

▶ 如果胚胎本身发育不好，或者精子质量不好，胚胎会经过自然淘汰而自动流产。这是大自然选择的结果，孕妈妈不要太伤心了，积极养好身体，大多数都能顺利再次怀孕的。

- 孕妈妈气血不足，或者多次人流，导致身体受损，固摄不住胎儿。这就需要好好调养，同时要改良生活习惯，准备下一次再孕。

- 习惯性流产。你会发现，通常这样的孕妈妈，总是在同一个孕月发生流产，我们通常的理解是身体是有记忆性的。南京中医药大学有位名老中医孟景春，他曾经遇到一名三胎的孕妇，每胎都是一到孕七月就咳嗽，第二胎还因为咳嗽剧烈导致小产。他运用徐之才逐月养胎的理论，"妊娠七月是肺经主养"，通过调理肺而取得良好的临床疗效。同样的道理，孕三月容易流产的孕妈妈，要考虑心包经是否为她的薄弱环节。

- 药物性流产。除了一些化学药，还有一些"活血、破气、下降、大热、大寒、有毒"的孕妇禁用中药，也可能导致流产。因此孕妈妈不要擅自用药。

- 外伤、意外、激烈运动、过度劳累、过度激动或悲伤等因素也可能导致流产。

孕妈妈可以适当摄入具有安胎、避免流产富含维生素 E 的食物，如植物油、干果、豆类及豆制品等。

3　食大麦、牛心，长智力

大脑及神经的飞速发育，需要大量的蛋白质、维生素等营养物质。古人的经验是，"欲令儿多智有力，则啖牛心，食大麦"。

牛心，古人取"以脏补脏"之意，来供养心包经。现代营养学认为，牛心含有丰富的维生素和蛋白质。大麦，在孕一月里提及过，对应胎儿的生发之象。现代营养学认为，大麦除了含有蛋白质、碳水化合物和微量元素钙等营养素外，还含有丰富的维生素 B。这些营养都是大脑细胞发育所必不可少的原料。

此外，多食富含 α-亚麻酸的食物，比如亚麻籽油、核桃、核桃油等，能在体内代谢合成大家所熟悉的 DHA，这是很好的促进脑神经发育的食补方式。

4　生男、生女还能影响么

徐之才在逐月养胎里说，"妊娠三月，欲生男者，操弓矢；欲生女者，弄珠玑"。没等到翻译，恐怕你已经笑破肚皮了吧？生男、生女，受精那一刻就决定了呀，哈哈哈哈……几千年前的徐之才也会心一笑：妊娠三月，手厥阴心包经主养，喜乐出焉……能博君一笑，足矣！

徐之才是不是一个冷笑话高手，我们不得而知；他为什么偏偏在这个孕月考虑性别问题，我们也不得而知。我们能知道的是，就在下一个孕月，胎宝宝就能够分辨出性别了，如果是男胎，睾酮素就开始产生了。

近代有个研究有点意思：胎儿三四个月的时候，随着性器官的形成，男胎的雄激素会开始影响脑部，逐渐形成男性脑部。此时如果孕妈妈压力过大，会使胎儿的雄激素不能顺利分泌，因而受到母亲雌激素的影响，成为女性的脑部。也就是说，虽为男孩儿，思想和行为却很女性化，有些人还可能会有性别意识的混乱。

无论是笑话还是研究，在这个性器官开始形成的孕月，轻松愉快的心情，能够让心包经更好地滋养宝宝，是不是也有助于你将来的孩子，男人有男人样，女生有女生相？

5　音乐胎教听"火"音

五音当中，"徵"音具有火气性质，通于心，能促进全身气机运动，有利于防治气的下陷，具有养阳助心的作用。

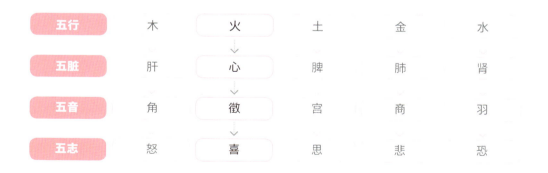

搜了下网络，以"徵"音为主调的音乐有：《花好月圆》《出水莲》《平湖秋月》《月牙五更》《春风得意》《十面埋伏》《寒鸦戏水》《金蛇狂舞》《一枝花》等。

孕三月食膳坊

入心经 的滋养食物还有（心包经，代心受过）：

五谷杂粮类 ▶	小麦、籼米
蔬菜类 ▶	藕、茼蒿
荤菜类 ▶	猪心、猪血
水产海味类 ▶	牡蛎肉
水果类 ▶	甜瓜、西瓜
其他 ▶	牛乳

孕中期

孕四月：与宝宝的血脉有关

孕四月，胎宝宝"始受水精以成血脉"，由孕妈妈的手少阳三焦经主要担负滋养的任务。这个孕月，胎宝宝是长血脉的时候了。

现代医学发现，在这个孕月，胎盘的发育完成了，流产的机会大大减少了。胎宝宝大约有11厘米了；宝宝膀胱开始发育，已经能够排泄小便了；胎宝宝的生长速度越来越快，骨骼发育更加完善，头顶发旋的位置和纹路也开始形成；眼球会转动……有些孕妈妈能够体验到最神奇的第一次胎动了！

四月，"儿六腑顺成"，意思是五脏六腑初具规模。这个"顺"，我们是否还可以理解为五行相生相克的顺序？因为我们知道，人体脏腑的发育是受这个顺序影响的，所以脏腑之间是相互影响、相互制约的。如果一个脏腑发生问题，就会影响另外一个脏腑，所以中医的思维是整体观，中医的治疗自然就不是"头痛医头，脚痛医脚"。

是男是女，在本月B超已经能看出来了。如果是男宝宝，就能看到他那个"把儿"了，与此同时，睾酮也开始产生了。如果是女宝宝，卵巢开始生产卵子了。

孕妈妈这边呢，孕吐反应逐渐消失，变得食欲增加，甚至有的孕妈妈变得很"馋"，似乎什么东西都觉得好吃。总之，孕妈妈进入一个相对比较舒服的孕中期了。

孕妈妈的子宫也在逐渐长大，如小孩子的头那么大，也可能出现白带增多、腹部沉重、尿频等情况。大约在16周，开始分泌乳汁了。

这个孕月，孕妈妈的三焦经负责主养胎宝宝，这个"三焦"是上焦、中焦、下焦的合称。其中，上焦主气，司呼吸，主血脉。所以在这个"成血脉"的孕四月，自然由孕妈妈的三焦经来为胎宝宝血脉的发育保驾护航。

那么，在三焦经主养的阶段，我们如何协助她"主政"呢？

1 宜食稻粳、鱼雁

孕四月，"食宜稻粳羹，宜鱼雁，是谓盛血气，以通耳目而行经络"，也就是说，粳米、河鲜这些受水的滋养而不油腻的食物，以及禽类等，都能够帮助胎宝宝盛血气、通耳目、行经络。可见，此时的食物开始多样化了，但还是要以不厚腻、不增加脾胃负担为宜。

粳米，就是陈粮，其生发之力不如大麦，因为到了孕四月，就要以舒缓生发为宜了。而且粳米能健脾和胃，补中益气，还能除烦渴。粳米里的维生素B也有助于宝宝大脑的进一步发育。

"鱼雁"，指的是鱼类和禽类，代表的是蛋白质比较丰富的食物。因为此月孕妈妈的子宫和乳房不断增大，需要优质蛋白满足肌肉组织的增长。另外，蛋、瘦肉、豆类及豆制品这些也都是蛋白质很好的来源。

鱼类呢，还富含锌，锌可以很好地促进生殖系统的发育，而这个月也正好是宝宝生殖器官迅速发展的阶段。同理，牡蛎、瘦肉、蛋黄、花生这些富含锌的食物，也可以适当摄入。

2 好心情，仍然是个宝

三焦经以"通"为要，在情绪上，应该"和心志"，心情舒畅了，人体气就顺了；气顺了，血行也通畅了。如果这个月孕妈妈情绪恶劣，就可能影响胎宝宝"血脉"的发育。

3 动作轻柔，注意冷暖

孕四月养胎，还要"静形体"。意思是，虽然流产的高发期已过，孕妈妈行动还是要小心，动作轻柔一点，慢一点。

另外，孕妈妈还应该尽量避免感冒，要注意天气变化，及时增添衣服，冷暖适宜。毕竟，这个孕月的胎宝宝脏腑初具呢。

孕五月：小心出现胎病

孕五月，胎宝宝"始受火精以成其气"，由孕妈妈的足太阴脾经主要担负滋养的任务。这个月的胎宝宝，是"气"形成的重要时期。这个"气"是什么呢？它看不见也摸不着，B超也无法看到，但它却是能推动着人体正常生理功能的发挥。

同时，"儿四肢皆成"，胎宝宝长得更快了，骨骼和肌肉发达，胳膊和腿不停地活动着。

从现代医学来看，胎宝宝的大脑仍在继续发育，还长了一层细细的异于胎毛的头发，眉毛也开始形成啦。

孕妈妈呢，乳房还在继续增大，乳晕的颜色也在继续加深；臀部更加丰满，外阴颜色加深。子宫的大小如成人的头部那么大，下腹部明显隆起。

我们都知道，"气"的生成，跟脾的关系非常密切。脾能运化水谷精微，充养肾精，是气血生化之源。所以这个月，胎宝宝发育"气"，孕妈妈就调动脾经来主养。

那么，我们孕妈妈应该怎么做，来主动配合脾经的良好发挥呢？

1 多食稻麦、牛羊，来养"气"

"五谷为养"，米和面都是补中益气的好食材；牛羊肉最补脾土，牛肉能补脾胃、益气血、强筋骨，"与黄芪同功"，可见其补气的作用之强。对于感觉精力不充沛，容易疲劳的孕妈妈，不妨适当多食些牛肉。这样就能养气以安定五脏，使宝宝出生以后有匀称美好的身材。

羊肉则能温补脾肾，益气补血。最好做成汤羹，这样更好地利于脾胃消化吸收。由于羊肉性热，因此也不要过多食用。对于体质偏热、容易上火的孕妈妈，羊肉就不要选择了。

2　不要过饥过饱、过劳熬夜，避免耗"气"

这个孕月，很多孕妈妈食欲大增，一不小心就吃得十分饱。殊不知，这反倒增加了脾胃的负担，妨碍了气血的生成。脾胃运化最佳的状态是"七分饱，三分饥"，这就是分寸。

另外，如果不注意控制饮食，还容易造成巨大儿，不仅难以分娩，将来孩子肥胖、糖尿病等的风险也在增大。孕妈妈可以下载个孕期体重生长曲线的软件，以便更好地控制体重和饮食。

孕妈妈还要注意的是，过劳或者熬夜都会耗"气"。孕妈妈熬夜呢，不仅不利于胎儿的发育，而且将来孩子出生后也容易白天黑夜颠倒，给妈妈们将来的产后康复带来困扰。

3　少吃干燥的食物，慎艾灸

我们知道，孕妈妈由于阴血下聚去滋养胎宝宝，本身就容易阴虚内热。而在这个孕月，胎宝宝成长迅速，会夺取更多阴血，所以孕妈妈要尽量少吃干燥的食物，避免消耗更多阴血而引起上火。

艾灸一般也不宜，这相当于火上浇油。而且艾草芳香走窜，对保胎也不利。除非真有艾灸的必要，比如艾灸至阴转胎位，但这最好在专业医生指导下进行。

4　多晒太阳，预防佝偻病

古人在这个孕期的健康宣教还具体建议："卧必晏起，沐浴浣衣，深其居处，厚其衣裳，朝吸天光，以避寒殃。"说的是孕妈妈需要保持充足的睡眠，早点睡晚点起，衣服要勤换洗，注意保暖，多晒太阳，预防外界的寒邪侵袭，以免影响胎儿的发育和"胎病"的发生。

这个"胎病"，现代医学认识到的最常见的是佝偻病、软骨病或龋齿的发生。在孕中期，胎宝宝的发育非常快，骨骼牙齿的发育需要大量的钙、磷和维生素 D。"朝吸天光"，也就是多晒太阳，能促进人体维生素 D 的合成，促进钙的吸收，预防佝偻病。可见，古人的观察再一次跟现代科学的认识不谋而合。

5　音乐胎教听"土"音

五音当中，"宫"音具有土气性质，通于脾，能促进全身气机稳定，有利于防治气的升降紊乱，具有养脾健胃的作用。

五行	木	火	土	金	水
五脏	肝	心	脾	肺	肾
五音	角	徵	宫	商	羽
五志	怒	喜	思	悲	恐

网络上，以"宫"音为主调的音乐有：《彩云追月》《大姑娘美》《渔舟唱晚》《汉宫秋月》《欢乐歌》《姑苏行》《雨打芭蕉》《和番》《幽思》等。

孕五月食膳坊

入脾经 的滋养食物还有：

五谷杂粮类 ▶	山药、白粱米、陈仓米、高粱、黄粱米、粳米、糯米、荞麦、青粱米、黍米、粟米、籼米、小麦
豆类 ▶	白扁豆、赤小豆、饭豇豆、黑大豆、黄大豆、豆腐、豆腐皮、刀豆、豇豆、豌豆
蔬菜类 ▶	冬瓜、胡萝卜、黄瓜、茭白、藕、木耳、南瓜、荠菜、茼蒿
荤菜类 ▶	白鸭肉、黄牛肉、水牛肉、鸡肝、鸡肉、鸡蛋、牛肚、牛血、猪肚、猪肝、猪肉、猪舌
水产海味类 ▶	草鱼、鲳鱼、鲫鱼、鲤鱼、鲢鱼、鲥鱼、银鱼、白鱼、鳜鱼、紫菜
水果类 ▶	甘蔗、木瓜、枇杷、葡萄、杨梅、樱桃
干果干货类 ▶	陈皮、大枣、葛根、黑芝麻、栗子、莲子、芡实
其他 ▶	白沙糖、大蒜、生姜、蜂蜜、饴糖

孕六月：宝宝变得健壮

孕六月，胎宝宝"始受金精以成其筋"，由孕妈妈的足阳明胃经主要担负滋养的任务。本月胎宝宝变得健壮了，因为宝宝发育"筋"了，这个"筋"大多看不见，它附着在骨头上，起到收缩肌肉、活动关节和固定的作用。它实际上包括现代医学的肌肉肌腱、韧带筋膜、腱鞘、关节囊、神经和血管等。因此，这个时期的宝宝很好动，有时脐带会缠绕在身体周围，但不影响活动。

人之初，婴儿的"筋"很软，所以身体非常柔软，筋软则经络畅通、气血充盈，显示着生命的活力。随着年龄的增长，体内之筋开始收缩，四肢也随着逐渐僵化。所以古人用一种夸张的说法"筋长一寸，寿延十年"，来表明这个"筋"与长寿的关系。

除了"筋"的发育，古人还发现"六月之时，儿口目皆成"，现代医学也证实了在这个阶段，胎宝宝视网膜的发育和吞咽反应的出现。

同时，胎宝宝的大脑在继续快速发育，皮肤也有了褶皱的出现，肺泡开始形成了。宝宝的外观已经接近出生的样子了。

孕妈妈的身体越来越笨重，孕妇的形态已经非常明显了，子宫的增大可能压迫肺，孕妈妈上楼会感到吃力，乳房也越来越丰满了。

足阳明胃经能补益气血，充养全身，气血足则能濡润筋骨。那么，我们该怎么做来配合胃经在这个"筋"发育的孕月，让胎宝宝更加强壮呢？

1 增加活动，身欲微劳

我们知道，在孕早期的三个月，要静养稳胎。到了孕四月到孕七月，就可以增加活动。尤其在孕六月，要"身欲微劳，无得静处，出游于野"，意思是要适当参加户外活动，不要老待在家里。每天可以出来散散步，40~60分钟左右，以微微出点汗，不太劳累为度。一则呼吸新鲜空气，二则使肢体舒展，气血流畅，这样有利于胎宝宝"筋"的发育。

2 看奔跑的犬马

古人有个取象比类的思维，犬马都擅长奔跑，它们的"筋"也非常发达，孕妈妈多看奔跑的犬马，或者奔跑的图画、场面，会给自己带来心理暗示，有利于胎宝宝长筋骨，长力气。

3 适当多吃禽类、牛羊肉

古人认为宜吃"鸷鸟猛兽之肉"，主要是认为这些猛兽能够养脾胃之气，强肾坚骨。当然现代猛兽很少，那我们就可以吃些禽类、牛羊肉之类，牛羊肉中富含铁元素。孕六月孕妈妈体内的铁储备快用完了，也是应该注意补充的时候了。

4 多食海鱼、贝类

宝宝的神经系统和视网膜的发育需要牛磺酸、DHA等的参与，所以可以多食海鱼、贝类，如墨鱼、章鱼、虾、牡蛎、蛤蜊等。

5 营养丰富，不可过饱

尽管这个月孕妈妈要营养丰富，要"调五味，食甘美"，满足宝宝的快速发育。但是还是要记住不能太饱，要注意顾护脾胃，控制体重。

孕六月食膳坊

入胃经 的滋养食物还有：

五谷杂粮类	葛根、粳米、糯米、荞麦、秫米、粟米
豆类	白扁豆、刀豆、豆腐（豆腐皮）、豌豆
蔬菜类	菠菜、竹笋、芹菜、黄瓜、韭菜、蘑菇、南瓜、藕、丝瓜、茼蒿、莴苣、芋头、洋葱
荤菜类	牛肉、鸡、鸡蛋、牛肚、水牛肉、羊肉、猪肚、猪肝、猪肉、猪蹄
水产海味类	海带、草鱼、鲳鱼、鲫鱼、鲤鱼、鲢鱼、银鱼
水果类	橙子、甘蔗、橄榄、梨、李子、猕猴桃、木瓜、青梅、莲子、甜瓜、无花果、西瓜、杨桃、杨梅
干果干货类	榧子、榛子
其他	饴糖、蜂蜜、牛奶

> **TIPs**
>
> 饴糖、蜂蜜具有补中益气之功，但糖分含量较高，适量即可，过犹不及。

孕七月：居处要干燥

孕七月，胎宝宝"始受木精以成其骨"，由孕妈妈的手太阴肺经主要担负滋养的任务。这个孕月是骨骼发育的重要时期。在上个孕月，连缀四肢关节的"筋"已经生成，所以从这个月开始，胎宝宝的四肢已经相当灵活，能在羊水里自由"游泳"，也能经常伸屈手臂与腿，让自己的气血运动起来，这样一来，骨骼就能很好地发育了。

不仅是骨骼，胎宝宝"皮毛已成"。这个"皮毛"，除了包括皮肤、汗腺、毫毛等组织外，它还是我们人体的一身之表，有着抵抗外界邪气入侵、调节体温的作用。通过现代科技则能看到宝宝有明显的头发，皮肤皱纹逐渐减少，但皮下脂肪还比较少。

另外，胎宝宝的器官发育逐渐成熟，男宝宝的阴囊、女宝宝的小阴唇也明显了。脑组织开始出现皱缩样，大脑皮层已经很发达，能够分辨妈妈的声音，感知光线的视网膜也已经形成。

对于孕妈妈来说，孕七月是比较辛苦的了，大腹便便的，水肿、腰酸背痛、尿频都可能出现。由于子宫的增大，胃从原来的斜位几乎被顶成横位，有的孕妈妈吃一点东西可能就感觉难受，但是过一会又饿了。

这个孕月，孕妈妈是调动肺经来主养的。《黄帝内经》说"肺主皮毛"，肺脏宣发卫气于皮表，同时将我们身体内的气血和营养物质源源不断地输布到皮肤外表中，对周身皮肤起着滋润作用。如果肺气充沛，皮毛得到的精华就会充足，皮肤紧致，水嫩润泽，抵抗外邪侵袭的能力亦较强。

那么，我们该怎么配合才利于肺经更好地发挥滋养胎宝宝的作用呢？

1 居处必燥，饮食避寒，常食稻粳

《黄帝内经》里说"形寒饮冷则伤肺"，就是说身体受凉了，或者吃冷的饮食,都是容易伤肺的。

因此,这个月,孕妈妈居处要干燥,避免湿冷的居住环境,空调不要过低,饮食也要注意尽量避免生冷寒凉。

另外,多吃粳米,因为粳米能养气血、"密腠理",使得皮肤紧密,并能够"养骨而坚齿"。

2 勿嚎啕大哭,勿舟车劳顿,勿过度洗浴

在从五脏对应五志和五声来说,肺分别对应的是"悲"和"哭",所以孕妈妈不要嚎啕大哭、不要大声呼喊。近代也有研究认为,皮肤有"第二脑"之称,不良的情绪可能对胎儿脑部发育产生一定影响。

孕妈妈还要避免长时间舟车劳顿,因为不规则的震动会使得胎儿不舒服,这种不快的感觉也会由皮肤传至大脑。

古人甚至认为,孕妈妈最好不要过度、过频地洗澡,因为这会造成皮毛的多次开合,频繁调动肺气。

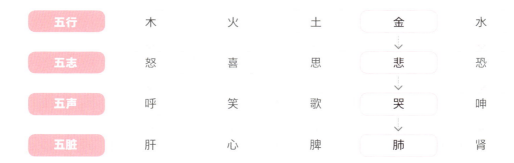

3 配合宝宝,多多运动

胎宝宝在这个孕月胎动较多,她在锻炼自己的身体,活络气血。孕妈妈们也可以在力所能及的前提下,多做些轻松、舒缓的肢体活动,让肢体关节屈伸活动起来,以利于气血运行。

另外,孕妈妈也不要穿过紧的衣服,以及尽量避免大冷大热,否则会造成不正常的子宫收缩,还要注意保持腹部暖和。

4 听觉胎教，视觉胎教

因为这个孕月胎宝宝的视觉、听觉都已经发育，孕妈妈可以试着做做这方面的胎教。你会发现，跟宝宝的沟通越来越奇妙，哪怕敲敲肚皮，她也能跟你互动呢，要不试试看？

5 音乐胎教听"金"音

五音当中，"商"音具有金气性质，通于肺，能促进全身气机的内收，有利于防治气的耗散，具有养阴保肺的作用。

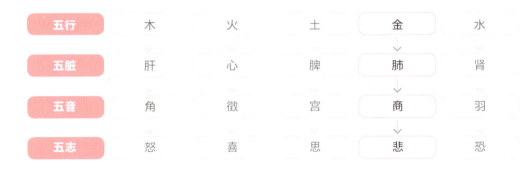

搜下网络，不难找到以"商"音为主调的音乐，如《紧中慢》《夕阳箫鼓》《昭君怨》《蕉窗夜雨》《翠湖春晓》《柳青娘》《博古》《月下飞鸢》《福德词》等。

孕七月食膳坊

入肺经 的滋养食物还有：

五谷杂粮类 ▶	高粱、粳米、糯米、秫米
豆类 ▶	豆腐、豆浆、豆腐皮
蔬菜类 ▶	竹笋、冬瓜、旱（水）芹、胡萝卜、山药、葫芦、黄瓜、茭白、韭菜、木耳、蘑菇、南瓜、藕、丝瓜、洋葱

荤菜类	▶	白鸽肉、白鸭肉、乌鸡、鸡蛋、猪肺
水产海味类	▶	紫菜、海带、河蚌、海鳗、海松子、银鱼
水果类	▶	橙子、甘蔗、橄榄、梨、枇杷、葡萄、青梅（乌梅）、桃子、无花果、杨桃
干果干货类	▶	白果、百合、榧子、胡桃仁
其他	▶	蜂蜜、饴糖、牛奶、生姜

孕晚期

孕八月：与宝宝的皮肤有关

孕八月，胎宝宝"始受土精以成肤革"，由孕妈妈的手阳明大肠经主要担负滋养的任务。"肤革"，就是皮肤，这个月是皮肤发育完善的关键时期。胎儿皮肤的柔韧度已经长成，而且非常光滑，身体开始变得肉乎乎的。现代医学也发现，皮肤的触觉已发育完全，皮肤由暗红变成浅红。

同时，胎宝宝的胎发也已经长出，手指甲已经清晰可见，身体和四肢还在继续长大。大脑中枢神经已经成熟到可以控制自己的体温啦。肺和胃肠功能已接近成熟，能分泌消化液。男宝宝的睾丸正处于向阴囊下降的过程中；女宝宝的阴蒂已突现出来，但还没有被小阴唇覆盖。

古人还发现胎宝宝在这个孕月"儿九窍皆成"，现代医学也证实，胎宝宝的眼睛开始能够辨认光源了。

步入孕晚期，孕妈妈的胃口由孕中期的好食欲，又变成不想吃东西了。孕妈妈的肚子越来越大，子宫内的活动空间越来越小，有时会感觉到呼吸困难。乳头、腹部、外阴的颜色越来越深，妊娠纹妊娠斑也可能更加明显，肚脐也可能凸出。孕妈妈还可能出现水肿加重、阴道分泌物增多、尿频、失眠、多梦、焦虑等症状。

孕八月，由孕妈妈的大肠经来主养。因为"肺与大肠相表里"，而"肺主皮毛"，在这个孕月，胎宝宝的皮肤进一步发育完善。我们都知道，如果大肠经功能变弱，则容易出现痘痘湿疹这些皮肤问题。所以，人们经常戏称大肠经为"美容经"。

那么，我们孕妈妈如何主动配合大肠经的"工作"呢？

1　和心静气，皮肤光泽

虽说情绪的养胎贯穿始终，但不同的孕月，情绪对胎儿器官组织的影响却有所不同。在这个皮肤发育完成的关键时期，平心静气，不要生气，充分发挥大肠经的滋养作用，宝宝的皮肤就更加紧致而富有光泽。

2　多汁饮食，注意休息

在这个孕月，胎宝宝不仅在长皮肤，九窍也在完善。因此，孕妈妈饮食要多样化，营养要丰富，要按时吃饭。尤其注意适当多摄入一些多汁食物以滋养皮肤，而那些油腻、干燥的食物就尽量少吃了。

孕妈妈还要注意避免腥臊的食物，要注意休息，不要太劳累，让胎宝宝的九窍能好好地发育。

另外，荤菜要烧熟烧透，生鱼片、半熟牛排这些最好不要吃，万一有寄生虫就不好了。

孕八月食膳坊

入大肠经 的滋养食物有：

五谷杂粮类	▶	荞麦、秫米
豆类	▶	豆腐
蔬菜类	▶	菠菜、蘑菇、木耳、丝瓜
荤菜类	▶	鸡
水果类	▶	桃子、无花果
干果干货类	▶	榧子、亚麻子
其他	▶	蜂蜜

孕九月：与宝宝的头发有关

孕九月，胎宝宝"始受石精以成皮毛，六腑百节莫不毕备"，由孕妈妈的足少阴肾经主要担负滋养的任务。到了这个月，胎宝宝的毛发快速生长，五脏六腑和四肢百骸都已经基本完备了，大部分骨骼都已经很结实了，只剩头骨还很柔软，这是为了从产道出生时的方便。胎宝宝的指甲也长到指尖部位了。

同时，男宝宝的睾丸已经降至阴囊中，女宝宝的大阴唇已经隆起，左右紧贴在一起。性器官已经发育齐全。

并且，"孕九月，儿脉续缕皆成"，意思是，到了这个月，胎宝宝内脏和身体各部位都齐备了。现代医学也指出，在孕九月胎宝宝能够有喜恶的表情了，听力也已充分发育。孕33周，胎宝宝的呼吸系统、消化系统已经接近成熟。到了孕36周，两个肾脏也已发育完全。

在这个月末，孕妈妈的体重增长已达高峰。医生也会让你每周一次来产检，根据监控胎宝宝的大小，建议你是该增加营养呢还是该控制饮食，因为得避免巨大儿的产生。

由于胎头的下降压迫膀胱，孕妈妈会感觉尿意频繁，腰痛增加，骨盆和耻骨联合处也有酸痛感，手脚关节也会胀痛。

本月是由孕妈妈的肾经来主养。《黄帝内经》里说，"肾者，主蛰，封藏之本，精之处也。其华在发，其充在骨"，意思是肾是主收藏的，是精所凝聚的地方，对头发和骨骼的生长发育都有着重要的作用。那么，我们孕妈妈怎么做，才能更好发挥肾经的滋养工作呢？

1 养好肾，头发乌黑发亮

适当摄入一些生发乌发的食物，这些食物，有个共同特点，就是基本都归肾经，因为肾精充足，骨骼就强壮，毛发就浓密、乌黑发亮。

有助于生发乌发的食物：

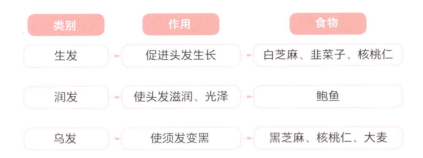

类别	作用	食物
生发	促进头发生长	白芝麻、韭菜子、核桃仁
润发	使头发滋润、光泽	鲍鱼
乌发	使须发变黑	黑芝麻、核桃仁、大麦

中医还认为，"发为血之余"，鲍鱼有生发乌发的作用，还有养血柔肝的作用，所以润发作用比较强。但是，鲍鱼胆固醇比较高，不要看到鲍鱼能润发就拼命吃，适当就好，任何事情，过犹不及，这也是本书一直反复强调的。

从营养学的角度来看：芝麻富含钙质，能够满足胎宝宝骨骼完善的需要。核桃还富含多不饱和脂肪酸，也利于宝宝大脑的发育。

核桃、鲍鱼还富含锌，锌能增强子宫有关酶的活性，促进子宫收缩，利于分娩，可谓一举多得。当然，牡蛎、紫菜、海鱼、牛瘦肉、花生、栗子都富含锌，尤其是牡蛎，在这个孕月都可以适当多吃点。

2　衣服宽松，情绪淡定，避湿避潮

这个孕月孕妈妈应该"缓带自持而待之"，意思就是衣服要宽松，让你和宝宝都舒服，不要穿塑身衣，以免影响血液循环；心情也要放松，虽然临近分娩，孕妈妈也应淡然处之，不要被一些负面的信息吓倒。生孩子是自然现象，应静静等候瓜熟蒂落。

孕妈妈还要注意"无处湿冷"，就是说不要待在潮湿的环境，注意保暖，避免受凉感冒，以免给分娩带来不必要的麻烦。

3　音乐胎教听"水"音

在五音当中，"羽"音具有水气性质，通于肾，能促进全身气机的潜降，有利于防治气的过分上逆，具有养阴保肾藏精的作用。

五行	木	火	土	金	水
五脏	肝	心	脾	肺	肾
五音	角	徵	宫	商	羽
五志	怒	喜	思	悲	恐

网络上，以"羽"音为主调的音乐也不难找到，比如《紫竹调》《迎宾客》《鸥鹭忘机》《江河水》《到春来》《平沙落雁》《和尚思妻》《西厢情怨》《流水行云》等。

孕九月食膳坊

入肾经 的滋养食物还有：

五谷杂粮类	▶	山药、小麦、粟米
豆类	▶	黑大豆
蔬菜类	▶	韭菜
荤菜类	▶	鸽肉、白鸭肉、鸡子黄、乌骨鸡、鸭头、羊肉、猪皮、猪肉、猪肾
水产海味类	▶	鲤鱼、乌贼、虾、蚌肉、鳖肉、蛏肉
水果类	▶	樱桃、葡萄、桑椹
其他	▶	紫河车、白果、淡菜、黑芝麻、胡桃仁、栗子、莲子、芡实

孕十月：准备分娩

恭喜你！孕妈妈，功德圆满，即将临盆，你将成为真正的妈妈啦。

孕十月，胎宝宝"五脏俱备，六腑齐通"，由孕妈妈的足太阳膀胱经主要担负滋养的任务。这个月，胎宝宝身体各部分器官已经发育完成，最后一个成熟的器官是肺，将在宝宝出生后的几个小时内建立起正常的呼吸模式。宝宝手脚的肌肉也已经很发达了，骨骼已变硬，头发已有3~4厘米那么长。

同时，胎宝宝"诸神备，日满即产矣"。这个"诸神备"，就是说胎宝宝有精神活动了。现代医学同样也发现，到孕37周时，胎宝宝就会自动转向光源，能对母体内外的各种刺激做出反应。胎宝宝也能敏锐地感知妈妈的思考、情绪及以对自己的态度啦。

这个月，胎宝宝在妈妈肚子里的位置会下降，因此孕妈妈会感到下腹坠胀，不过呢，呼吸不畅和胃部不适症状开始缓解。当然，随着体重的增加，孕妈妈的行动也越来越不方便。

孕十月需要积蓄足够的力气来顺利分娩，为什么是足太阳膀胱经来主养呢？这个"太阳"，意思就是最大的阳气出处，膀胱经的主要作用就是生发人体的阳气的，也就是说一个人有没有精神，气力足不足，有赖于膀胱经的工作。

此外，妊娠十月，胎宝宝"纳天地气于丹田，故使关节入神皆备，但俟时而生"。这个"天地气"在人体，就是水分由火之气化于膀胱，就好像大地清气上升为云，云遇寒降下为水，完成天地相交。这当然也有赖于膀胱功能的发挥。

那么，我们如何配合孕妈妈的膀胱经高效地工作，做好临产前的准备呢？

1　　储备体能，准备分娩

为了储备体能，可以适当多吃点富含维生素 B_1 的食物，如小米、燕麦、花生、猪肉、牛奶等。对于临产前不能饮食的孕妈妈，可以用红参30克浓煎，在生产前喝下去，增加分娩的力道。但记住，不要过早服用，因为壅补太过反而容易难产；产后也不要随意喝，因为过早滋补可能导致恶露的瘀阻。

由于分娩时要失血，孕妈妈此月可以多储备点铁元素，富含铁的食物我们已经非常熟悉了，如瘦肉、猪肝、猪血、木耳、菠菜、黑芝麻等。为了防止生产过程中的出血，孕妈妈不妨吃些富含维生素K的食物，如菜花、西蓝花、香菜、莴笋、小麦、玉米、燕麦、土豆、青豆、豇豆等。但是也不必过度补给，因为最后这个月胎宝宝皮下脂肪长得比较快，所以应该注意控制体重，少吃甜食和油腻的食物，防止巨大儿引起难产。

2　　放松心情，顺其自然

话虽如此，临产前的紧张还是难免的。一般来说，害怕疼痛、担心顺不下来再剖受二茬罪、过了预产期没有动静,这些都是引起情绪紧张的主要因素。

首先,你要告诉自己:太阳升起落下,人们出生老去,这都是自然规律。"顺其自然",便是养生之道。什么是自然呢?自然分娩是自然,瓜熟蒂落是自然,阵痛后娩出孩子也是自然。生孩子痛既然是正常自然的过程,那就是有意义的。

所以,别纠结,能顺产就尽量顺产,剖腹产的感染率是自然分娩的10~20倍呢。即便顺不了再转剖,也是有诸多裨益的。首先,疼痛-宫缩本身对于婴儿胎头的挤压是有好处的。有资料表明,直接剖腹产的孩子容易情绪敏感,注意力不集中,动作不协调等。同时,这个疼痛-宫缩的过程,对于母亲的子宫收缩和恶露的排出也非常有帮助。直接剖宫产的妈妈产后的宫缩就相对弱一些。而且,对于第二胎想顺产的妈妈,如果第一胎顺产过,那么第二胎顺产成功的机会也会大得多。

至于过了预产期还没动静,大多数孕妈妈的情绪,往往是被亲朋好友各种的"关切"和"问候"激发起来的。预产期本来就不是精确的分娩日期,在孕38~42周之间分娩都是正常的。有统计表明,只有53%左右的孕妈妈是在预产期那一天分娩的,所以不必过于焦虑。如果超过41周没有分娩,那就听从医生的安排,静静等待就好。

孕十月食膳坊

入膀胱经 的滋养食物还有:

豆类 ▶	豆浆
蔬菜类 ▶	荠菜、水芹、冬瓜
荤菜类 ▶	鸭头
水产海味类 ▶	蛤蜊、田螺、紫菜
水果类 ▶	西瓜

附

适用于所有孕月的胎教养胎法

① 情绪胎教

情绪的影响，在整个孕期，都是贯穿始终的。孕妈妈总是非常在乎胎儿的发育，担心这个，担心那个，一会担心用了药物会不会影响胎儿，一会担心哪个食物是不是不适合孕妇吃。殊不知，本来没什么的事情，孕妈妈却往往在患得患失中真的影响了胎儿。孕妈妈要对自己和宝宝充满自信，你要相信大自然的力量，既然赋予了新的生命，她自然有顽强的生命力。

在《黄帝内经》一书中有记载，母亲在孕期受到惊吓，气上而不下，将来孩子容易癫痫。

在巢元方的《诸病源候论》里也有记载，母亲孕期惊恐，内动于儿脏，心气不和，导致孩子到了四五岁不能讲话。所以，孕妈妈应该尽量避免惊恐刺激的场面或事件，诸如恐怖片、伤感的情感剧最好避免。孩子爸爸也应尽量创造一个稳定的情绪环境，毕竟，养育孩子是夫妻双方共同的责任和乐趣。

我曾经遇到过一个母亲，当时这个母亲想要腹中的这个孩子，但是孩子外婆坚决不想留，在孩子出生后3个月时，就被诊断出巨型脑肿瘤。虽然没有直接的统计数据显示这两者的相关性有多大，但有专家指出孕期如果跟长辈相处不融洽，胎宝宝是会受影响的。可见，生命的本源，对舒畅情绪的渴求有多大。养胎需要全家人的支持，营造一个温馨浪漫、爱心满满的家庭氛围，这是养胎的重要环节。

② 起居胎教

关于起居，除了一般大家都普遍知晓的，比如不要提重物，不要负重远行，不要登高，不要穿紧身衣，行为要稳当，防止摔倒等，这里要特别强调一下注意寒温的调适。因为孕妈妈血聚以养胎了，自身气血相对不足，所以容易感冒。据《诸病源候论》记载，孕妈妈感受外邪，可能损伤胎儿。因此，十月怀胎期间，应该避免各种感染，尤其是病毒感染。

❸ 运动胎教

孕妈妈应该注意劳逸结合,过劳或过逸都不太合宜。《小儿病源方论证》中阐述,过于安逸,容易导致胎儿软弱。明代万全的《万氏妇人科》还认为,过于安逸容易导致难产。当然,过于劳累也容易导致早产、流产。

不同的孕月,运动有所侧重。一般来说,孕早期 3 个月,适当静养,以稳固其胎;孕 4~7 月可以增加活动量;孕后期只能做些较轻的运动。

❹ 语言胎教

别以为宝宝尚未发育,就听不懂语言。每天晚饭后,孕妈妈可以花点时间跟宝宝对对话;如果准爸爸能参与,会让胎教的效果事半功倍。我们可以跟宝宝聊聊工作,聊聊兴趣爱好,或者读首小诗,讲讲故事都可以。只要用心,也许就有意想不到的回报。

❺ 抚摸胎教

准爸爸每天抚摸抚摸孕妈妈的肚子,尤其在胎宝宝具有触觉的时候,使胎儿感知父母的存在。准爸爸可以一边抚摸,一边跟胎宝宝讲话,就好像一家三口其乐融融地围坐在一起,空气里弥漫着甜蜜的气氛。

❻ 传统胎教

我们中华民族是个非常重视胎教的民族,宋代陈自明的《妇人良方大全》书中就有专门的胎教门,可以算是中医胎教思想系统形成的标志。有一个著名的胎教故事分享给大家,是关于周文王母亲的胎教事例,记载于西汉刘向的《大戴礼记》。周文王,大家都知道,咱们中国历史上的一代明君,演绎了《周易》,一生成就非凡。她的母亲太任,从一怀孕,就开始精心"培养"儿子了。太任的胎教与其他胎教方法不同的是,她的着眼点是通过教化母亲、修炼陶冶母亲,来影响胎儿。太任用事实证明了,好的胎教可使孩子健康长寿、聪慧贤明。

首先,太任为人仁慈虔诚,由于从小受到良好的家教,她做事向来都是思量再三,不仅仅想到自己,而且还会顾忌别人的感受。

其次，太任意识到，自己在怀孕期间的一言一行，都有可能对腹中的胎儿有所影响。胎儿能够感知到自己所做的每一件事情、所说的每一句话，并且能进行最原始的记忆和模仿。所以她远离那些乱七八糟的场面，也不听不好的声音和话语，自己也不说不文雅的话。

我们曾经遇到过一个案例，有个孕妈妈整个孕期都在打官司，经常恶言不离口，孩子一出生便患有严重的先天性心脏疾病和其他各种先天性疾病。无论这之间是否有绝对的正相关性，感于善则善，感于恶则恶，孕妈妈心中想着美好的事物总是没错的，不是吗？

另外，太任还严格要求自己的举止礼仪，坐有坐相、站有站相、吃有吃相、睡有睡相。

7 以上可以都不做

如果你不是一个非常有耐心去做这些胎教的孕妈妈，如果每次胎教成了你的一个任务或者是负担，胎教动作本身让你厌烦，则不必强求，那就忘掉这些，跟着你的感觉走，放松心情也是最好的养胎。这么多养胎的方法，挑着做做就行。听胎宝宝的提示，他会通过你的身体反应告诉你，怎么做最舒服、最适宜。读懂胎宝宝的语言，胜过一切教条的胎教方法。

Chapter 4

经典互动

孕妈妈常问的问题 222

关于女性生命周期的问题 226

孕妈妈常问的问题

桂圆到底是帮助分娩还是抑制宫缩

问 听我外婆说,有一个民间的古方,在发动以后或临产前,吃蒸熟了的桂圆肉(经过长期蒸煮的),可以使生产很顺利,这个方法在外婆和我妈妈身上都很有效。但是我在网上查到,有说可以吃的,也有说桂圆中含有一种物质会抑制宫缩,吃了反而会造成难产的,于是不知所措了。

那么,孕妇临产前吃这种桂圆肉到底是否合适呢?或者说桂圆肉经过长时间蒸煮以后药性会有变化吗?温性会变成平性吗?那种抑制宫缩的物质会消失吗?

答 在回答这个问题之前,我们先做一个假设,那就是"孕妇临产前吃或不吃桂圆的答案"很重要。

按说,既然这是科学范畴的问题,必然有一个"正确"答案。可是,我们毕竟不是在这里探讨科学,而是要有一个明确的说法来养胎。到底吃不吃呢?不吃,让相信传统的长辈不开心;吃,让"科学"不开心,也让自己不开心。家里有人不开心,谁都开心不起来,这反而影响养胎。如果这个答案很重要倒也值得，如果没那么重要呢？

那么关于"桂圆"的答案到底重不重要呢？在能不能吃这个关于健康的问题上，有一个诀窍：凡是存在争论的，往往都不是很重要，而很重要的往往没有争论。比如，喝水很重要，没有争论；但是"喝多少水才好呢"却有争论。

全国那么多人，有多少人在产前没吃桂圆，又多少人吃呢？她们之间又有多大差异呢？所以，比起家庭的和谐、习惯的传承，比起长辈的热心和关心，比起可能引发的情绪，答案反而显得不那么重要了，不是吗？

你仔细想一想，就不难发现，之所以老人的说法、网上的说法，有那么多争论，恰恰就说明这个桂圆吃与不吃，对身体的影响是微不足道的。说到底，桂圆就是一个食物，它能在多大程度上影响产程呢？

食品，即便有一些功效，也还是食品，充其量只有一种轻微的调节作用，效果不会有那么强烈。况且，你能吃多少？同样，作为食品，对养胎有没有好处呢？当然有。对每个人的效果都一样吗？也不是，得看体质，毕竟食品也有寒热温凉之分。

桂圆，是温性食物，有益心脾、补气血、安神的作用。如果孕妈妈气血虚弱，元气不足，比如有疲劳乏力、面色淡白这些表现，吃点桂圆来温补气血，有助于分娩。但是，如果阴虚火旺，或者有痰火湿阻，比如口燥咽干，或者舌苔腻滑，大便粘马桶等表现，吃桂圆就不那么合适。至于长时间蒸煮是否能改变桂圆的温性，似乎证据不足；也没有研究证实桂圆的理化特性有促进或抑制宫缩的作用。

这么一来，安心了吧？

左侧卧姿带来的烦恼

问 请问，向左边侧着睡是不是必须的啊？我与别人不同，向左边侧就睡不着，这都快成我的心病了。一想到睡觉，就担心。昨天忙了一天，感觉很累，回家倒头就睡，醒来发现自己貌似朝右睡了一晚，觉得挺内疚，会不会影响宝宝发育啊？

答 这是典型的本末倒置哈。任何建议，只要影响到睡觉，都是得不偿失的，无论是对自己还是对宝宝。古代医书《十问》里讲道："一昔不卧，百日不复。"意思是，如果有一个晚上不好好睡觉，对身体造成的影响是很多天都难以弥补的。所以，睡好觉是很重要的，比任何建议都重要。

"左侧卧"的建议是怎么来的呢？一般来说，我们女性的子宫位于骨盆腔中央，夹在膀胱与直肠之间，随着子宫的不断增大，会挤压邻近组织器官，由于乙状结肠和直肠占据了盆腔左后方的位置，就会导致子宫出现不同程度地向右旋转。这样一来，子宫左侧的韧带和系膜也跟着被牵拉向右，处于牵拉状态，系膜中营养子宫的血管也同时受到影响，甚至影响子宫、胎盘的血液供应，更严重者，还会造成胎儿在宫内慢性缺氧。

从生理结构的角度，的确有这么个看似合理的说法。至于会造成多大的影响及其可能性有多大，并没有一个确切的统计学数字来支持。即便如此，还是推导出这么一个建议，即采取左侧卧位，可减轻子宫右旋，缓解子宫供血不足，有利于胎儿的生长发育。

知道了这个由来，我们就知道了这名提问的孕妈妈为什么会感到困惑。反过来，如果你晚上休息不好，全身气血就得不到很好的补给，这可是实实在在的影响，对宝宝更加不利。所以不能因小失大，还是顺其自然吧。

建议很多，但我们不能太较真。相信自己的身体，怎么舒服怎么来，"道法自然"么。

清代李庆远在《长生不老诀》里提出"卧当如犬"。他说我们睡觉的时候可以像狗狗一样，听从自己的本能，而不是机械地按书本里说的来做。按本能来，自然而然地侧身、弯背、屈膝，怎么舒服怎么来，身体有足够的智慧让自己四肢百骸、皮肉筋骨处于充分放松的状态，想翻身就翻翻身。于是"百脉调匀，气血周行，可以无阻"，这样就能够精气内守，安然入眠。

对于大多数孕妈妈来说，孕晚期宝宝比较大了，或者双胎，或者羊水比较多的，睡觉时采取左侧卧为主。但也要做到想翻身就翻身，左右侧卧位交替，跟着感觉走。再说，哪个正常人夜里睡觉还不要翻几次身？我想孕妈妈也是的。

至于仰卧位，这不用说，孕妈妈的本能就告诉我们这样睡很不舒服，绝大多数孕妈妈都不喜欢这个睡姿。从生理的角度，也很好解释：子宫的后方有一些重要的大血管，比如腹主动脉、髂内动脉、下腔静脉等，这些血管都是人体重要的血液循环通道。仰卧位时，增大的子宫会压迫到下腔静脉，影响静脉回流，临床上出现水肿症状。若长时间仰卧，严重者，回心血量及心输出量均减少，临床上甚至出现低血压症状，如头晕、心慌、恶心，伴有面色苍白、四肢无力、出冷汗等症状，医学上称之为"仰卧位低血压综合征"。

孕妈妈，先睡个好觉吧！

孕妈妈到底能不能按摩

问 我现在怀孕6个月了，总有这里或那里疼，手脚有时也会肿。家人帮我按摩一下能缓解疼痛，也觉得很舒服。但我听说孕期不能按摩，于是我到处问，最终也没有一个统一的说法。我到底能不能按摩呢？

答 首先，我们来看看有哪些禁止按摩的说法，逐一分析其所以然。从推拿专业本身来看，孕妈妈的腹部和腰骶部是慎用按摩手法的，因为这些部位距离胎儿近，这容易理解；还有些穴位虽然远离腹部、腰骶部，但因为穴位本身的敏感性而不宜按摩，比如合谷、肩井、三阴交等。其他部位可以按摩，但不宜使用重刺激。

足底按摩行不行呢？日本以及我国台湾地区，有足底反射方面的出版物明确指出孕期不宜按摩；但是，欧美学者则认为足底按摩对孕妈妈是可行的。孰是孰非呢？

同样是足底按摩，日本和我国台湾地区的手法与欧美不同，前者偏重，甚至认为越重越好；后者轻柔，使人放松，以不引起痛感为宜。这样看来，所谓禁忌与否，完全与动作的轻重有关。

有些情况是不宜按摩的，属于常识性问题，比如剧烈运动后、极度疲劳、体质极度虚弱，以及在过饥或过饱、饭后1小时之内、醉酒等。孕妇当然也不例外。

通过以上分析，可以回答，孕妇是可以按摩的。条件是：第一，远离腹部腰骶部以及人身的大穴；第二，动作轻柔，在皮肤上轻轻地抚摸即可，即使孕妇自己有要求，也不能使用重手法。

关于女性生命周期的问题

孕妈妈为什么怕热

问 我孕前是一个手脚冰凉、比较怕冷的人，怀孕以后不仅不怕冷，还特别怕热。我老公都连连喊"奇怪奇怪！"，他穿羽绒服时，我穿件毛衣也不觉得冷。这是为什么呀？

答 俗话说"产前一盆火"，形象地描述了孕妈妈特殊的生理状态。

为什么孕妈妈会怕热，而且每个孕妈妈怕热的程度还不一样呢？如果我们从胎儿带来的影响，以及母体自身的变化两方面来分析，就不难理解了。

从胎儿的角度来看，胎儿为纯阳之体，就像一个大火炉一样温煦着母亲，激发着母体的新陈代谢，促进血液循环，有利于保障胎儿的能量供应。西医的理解是，因为孕妈妈分泌的大量孕激素有产热的作用。

所以，你会发现，大多数孕妈妈怀孕后怕热；很多孕前怕冷、手脚冰凉的孕妈妈，孕后也不怕冷了；只有极少数阳虚比较严重的孕妈妈，即使有了胎宝宝的影响，也没能"抵消"她的阳虚怕冷，所以孕期仍然是怕冷的。

从孕妈妈的角度来看，母体的阴血需要下聚去滋养胎宝宝，孕妈妈的机体就处于阴血偏虚、阳气偏旺的特殊生理状态，这就容易导致阴虚内热，孕妈妈就感觉热了。

因此，素体阴虚血虚的孕妈妈，孕后可能相对更怕热些。

顺便说一下，对于阳虚、阴虚或者血虚的妈妈，可以参照"辨体养胎"的有关章节来针对性养胎。

平时怕冷，孕期变得不怕冷了，产后会变回去吗

问 我怀孕前就一直手脚冰凉，冬天晚上睡觉，睡到大半夜了，脚还是冷的。这次怀孕后，感觉很舒服，不怕冷了。还有一个好现象，大便也正常了，不像以前总是不成形、稀稀的。我想知道，生完宝宝以后，会不会维持这样的体质呢？好希望一直延续下去啊……

答 如果没有针对性的干预调理，从孕产妇身体规律来说，还是会变回去的。孕期的感受，只是与怀孕有关，体质本身并没有改变。

中医有一句话很形象地概括了分娩前后的变化，叫"产前一盆火，产后一块冰"。从字面意思来看，是孕妈妈怕热，产妇怕冷。关于孕妈妈为什么怕热，我们前面已经解释了；而产妇怕冷，则是因为"百脉空虚"，"血虚则寒"的生理特点。

这个冰和火是两种截然不同的物质，古人这么说，实际上是用一个夸张的修辞手法，来描述产前、产后的不同。事实上，很多孕妈妈无论孕期状态是变好还是变坏，到了产后，大多数症状会逐渐恢复到孕前状态。

这是因为分娩以后，胎宝宝对妈妈的影响在逐渐消失。因此，你会发现，在孕早期，孕妈妈的个性症状更突出。有的人妊娠反应强烈，而有的人则毫无感觉，这就是个体的差异。但怀着怀着，就成了彻头彻尾的"孕妈妈"了，大多数都怕热了，这是孕妈妈的共性占主导了。而产后呢，一开始都是"产妇"，主要是"多虚多瘀"的共性特点。逐渐地，随着胎宝宝给母体带来的影响越来越小，新妈妈原本的体质特点便又占主导了。这便是一般规律。

如果了解了这些内在的"规律",并根据孕妈妈自身体质气血阴阳的特点,在月子这个身体重构的阶段,个性化地、连续性地进行调理,保证充足的睡眠,保持好的心情,认真地做个好月子,是有机会改善体质、带走一些小毛小病的,包括上述这名孕妈妈提到的怕冷、便溏这些症状。

同理,既然是重构,就是把双刃剑,如果月子调养不当,也可能出现新的症状呢,常见的比如精力不济、力倦神疲、产后肥胖、关节疼痛、脱发色斑等。这是因为新妈妈是"多虚多瘀、易外感"的身体特点。分娩过程需要气的推动,分娩的消耗首先伤及气血,形成气血两虚的生理特点。另外,分娩失血过多、产时用力过度,或者剖腹产元气外泄等都进一步加重气血不足。如果再加上饮食调养不得法,脾失健运,气血生化乏源,所有这些,都会造成气血不足,则百病丛生。气血虚了,血运无力就形成瘀;产伤血脉,也会形成瘀;情绪不佳、外感寒热邪毒等还会进一步加重血瘀。

因此,新妈妈应该补虚祛瘀,以助元气恢复,消除瘀滞,促进身体复旧。

然而,对于这个"补虚",人们往往会走两个极端。

一个是"过度滋补"。正如《济生集》里所说:"不善调治之家,唯虑产妇之虚,以多食为有益。骤以浓味为补本,产母不思而强与之,岂知胃虽纳受,脾难转输。"由此看来,这种产后"多吃多补"的误区是由来已久的。在宋代就有医生呼吁不能乱补,因为产后气血亏虚,脾胃运化功能也减弱,此时是"虚不受补"的。

另一个极端呢,干脆就不要"补"了,尤其是发乳腺炎期间,因为此时吃点荤的就容易堵奶,新妈妈往往就不敢吃荤菜了,甚至有的人成天青菜豆腐。清淡是做到了,营养却不丰富了。再加上不知道如何正确调补,这样一来,气血就更弱,乳腺炎也难以痊愈,如此恶性循环。

总之,从一般规律来说,孕期的变化,产后是会变回去的。但是如果进行针对性调理、科学调补,是有机会改善体质的。这些是值得孕妈妈提前去了解的。

为什么怀孕后状态变得更好/更坏

问 我这个怀孕啊，从妊娠反应开始，一直到分娩，各种不适，整天昏沉沉想睡觉，疲劳得很，大便也不好，老是便秘，头发枯槁，胃口有时也不好……总之，怀孕后状态就不如从前了。

问题是，我的闺蜜，跟我差不多一起怀孕的，她的情况则完全相反。她孕前长期便秘，现在居然顺畅了，手脚也不像以前那样冰凉了，头发还变得乌黑发亮。她好像有使不完的精力，成天约我逛街，我都觉得陪不动她。

怎么会有如此大的差别啊？

答 跟孕前总的身体状态相比，有的人怀孕后变得更好，有的人则更差，也有的人没什么变化。别小看这个现象，如果能洞悉其中的奥秘，可能就能明白备孕的道理呢。

我们还是试着从孕妈妈和胎宝宝两方面来理解吧。

如果一个孕妈妈，怀的宝宝的体质跟她孕前的体质阴阳互补，那么孕妈妈的状态就变得更好；相反，孕期就变得更为糟糕。

比如一个阳虚的孕妈妈，怀的宝宝阳气偏旺，那么孕妈妈的诸多阳虚症状就得到"稀释"；如果一个阴虚的孕妈妈，怀了个阴血不足的宝宝，那么她的阴虚症状则更为明显。以此类推。

那么，如何才能怀个能跟自己体质阴阳互补的胎宝宝呢？我们就得看看胎宝宝的体质受哪些因素的影响。

在受孕的时候，父亲、母亲的体质状态、情绪状态、受孕时的天地之气、五运六气等诸多因素，都会影响胎儿的先天体质。

我们常说，"父精母血"，"男子以精为主，女子以血为主"，如果父亲肝气旺盛，心气强盛，肾气强健，那么精子数量多，质量高；如果母亲月经周期准，气血充足，那么受孕条件就好。

由此可见，如果受孕前调理夫妻双方的体质，调适双方的心情志趣，或者根据年运特点及夫妻双方体质特点，选择最佳受孕时机，做好充分的备孕工作，不仅胎宝宝的体质会好，孕妈妈也会因为胎宝宝的到来变得更美好，能够安然渡过十月怀胎。

如何准备月子

问　我听很多过来人说，坐月子要提前准备，不然很多调理、哺乳都来不及。我现在是孕期，应该如何提前为月子做准备呢？

答　这个问题真的问得很好。有不少第一胎的妈妈，总觉得月子还很遥远，其实月子早已开始，只是你未察觉。所谓月子，就是宝宝独自生存的一个过渡期。从这个意义上来说，孕期不就是延长的月子吗？

很多过来人发现，别看月子里那些不起眼的小事情，只要一件小事做不好，都足以让她痛苦不堪，甚至过去很长时间了，她都还记得很清楚。月子无小事，是没错的。为什么呢？因为与月子相关的人大多都很重要，有宝宝、老公、婆婆、妈妈，更重要的是新妈妈自己。有时他们未必帮得上忙，却绝对可以带来痛苦。

俗话说：思则有备，有备无患。那么，我们从哪几方面来思考计划，又准备些什么呢？

第一，养胎本身，就是在为月子做准备。

有一名二胎妈妈，每次怀孕都肚皮痒，总觉得是小事就没说，结果忍得很辛苦。在她第二次坐月子时，实在难以忍受，甚至影响睡眠，涂了6瓶炉甘石洗剂也无济于事。宝宝也有比较严重的黄疸，还为此住院治疗观察15天才回到妈妈身边，回来后宝宝的湿疹也比较严重。查了体质，发现这位新妈妈是典型的湿热体质，后来通过健脾化湿、养血和营调理1周，妈妈肚皮就不痒了。

回过头来，我们想一想，这位妈妈如果在孕期就能运用朱丹溪"母寒则儿寒，母热则儿热"的养胎调理原则，适当采用一些食疗干预，或许她的月子坐得会更舒服一些，宝宝或许也会少受不少罪呢。

第二，母乳喂养，需要提前掌握正确观念，拥有多种手段，树立必胜信心。

有调查表明，大约 90% 以上的妈妈都有母乳喂养的愿望，但现实呢？众所周知，很多新妈妈因为这样那样的原因没有坚持下来。有一些原因在意料之中，有些在意料之外，值得孕妈妈提前留意。

1　错误判断奶水不足

很多家属，总是担心宝宝吃不饱，比如宝宝哭了、宝宝闹了、宝宝频繁醒来要吃奶，就怀疑奶水不足。于是不小心就犯了主观的错：添加配方奶。配方奶一添加，导致有的宝宝乳头混淆，有的流速混淆，有的吸吮力度不够，吸吸就停停。

这就是为什么我们经常会听到妈妈们嘟囔："哎，没办法，我家宝宝比较懒，就是不肯吸，我的奶也不够，只能添加配方奶。"我们都知道，奶水是"吸"出来的，只有充分刺激乳头、乳晕，神经才会不断将刺激传导到下丘脑，分泌泌乳素和催产素，产生乳汁和喷乳反射，完成整个哺乳过程。

因此，孕期首先需要充分理解如何判断宝宝是否吃饱，否则一旦分娩，你和你的家人来不及思考，就被周围"添加配方奶"的建议给淹没了。因此，能否添加配方奶，要听专业医生的判断。

2　乳腺炎

乳腺炎是哺乳期的常见病、多发病。有报道显示，大约有 25% 的新妈妈因为乳腺炎放弃了母乳喂养。究其原因，不当按摩导致的乳腺管损伤，水肿加重，炎症扩散，脓肿扩散，是其一；乳腺炎疼痛、发烧，使用药物后导致新妈妈主观不想继续哺乳，是其二；反反复复乳腺炎，担心膳食导致堵奶，于是不敢摄入营养物质，再加上炎症的消耗，新妈妈身体逐渐气血不足，感觉母乳喂养越来越吃力，也就慢慢放弃了，是其三。

乳腺炎其实并不可怕，可防可治。简单来说，按需亲喂，以及防止乳汁稠厚是预防乳腺炎的主要措施。在医学评估基础上，进行正确按摩、护理及用药是有效防治乳腺炎的不二法则。治疗乳腺炎的同时，积极采用科学的调补方法，是乳腺炎尽早康复的保证。

3　建立信心

我们都是"哺乳动物"，我们每个妈妈都有足够的潜力哺育好自己的下一代，这是我们人类生生不息的本能。相信自己，再加上正确的方法和措施，你就能轻松养育好自己的宝贝。

第三，月子规律，提前知晓，才能优化妈妈体质，优化宝宝"口粮"。

何谓"月子规律"？

先问一个简单的问题，坐月子以谁为中心？之所以说是简单问题，是因为答案太过明显，那不就是新妈妈吗？其实不是，坐月子的参照依据其实是宝宝。不把宝宝的发育作为月子的核心依据，坐月子的各种方案就容易犯经验主义的错。

以乳汁的分泌为例，乳汁的量和质地，在宝宝出生的头几天分别是什么样的？乳汁量少而清稀！随着宝宝的发育，乳汁的量和质地又会发生什么样的变化？乳汁量大而稠厚！不考虑宝宝的发育阶段和生长节奏，单纯依据新妈妈的身体状况（气血阴阳）来调配营养，未免有些一厢情愿了。事与愿违，是常有的事。

不光是膳食，起居也是如此。尤其是心情，现代医学已经能够证明，心情与奶水的质量密切相关，毋庸置疑。那么新妈妈的心情如何调节？宝宝又是当之无愧的中心。毫不夸张地说，宝宝的出生，是对家庭关系的重塑。就此而言，坐月子不只是新妈妈的事情，更是新爸爸的事情，因为家庭关系的协调，新爸爸最为关键！

坐月子的节奏，其实就是宝宝发育的进程，顺着这个规律，方法就会奏效；反之，再好的方法也会打折扣。宝宝的出生，不光重塑了家庭关系，也重塑了妈妈的身体。既然是重塑，就要抓住这个机会，不只是恢复，还有可能比生宝宝之前更好。为此，需要从六个方面定义坐月子的标准，才会相对完整：

均衡营养，适时食疗，科学起居，母乳喂养，心理平衡，经络通畅。

再以饮食与母乳为例，有这几种现象非常常见：有的人拼命喝催乳汤，把自己催得胖胖的，还是没有奶；有的人啥也吃不下，甚至厌食，奶水依然过多；有的人，早上喝碗鱼汤，下午奶水就明显多起来；有的人一个生气，立马奶水减少；有的人遍访名老中医，喝了无数汤药催奶，还是没有实现母乳喂养……于是各路专家得出不同结论：营养跟奶水息息相关；营养跟奶水没有关系；中医帮不上奶水什么忙……

因此，这六个方面，在月子甚至是哺乳期的不同的时段，权重不同，时时保持动态平衡是要点。如何保持完整和平衡？这就需要依据你的体质、宝宝的情况、家庭的关系、坐月子的季节等要素，来设计一个个性化的月子。

有人说，月子没那么复杂，简单就好！是的，再简单的月子，也要参照新妈妈的体质、坐月子的时机、宝宝的发育情况、坐月子的环境而定；否则无论复杂还是简单，都达不到想要的效果。

月子规律，以宝宝为中心，平衡、完整、个性化。

哺乳期如何饮食调理

问 我打算积极响应号召，为了宝宝的长久健康，我想哺乳2年。那么问题来了，在这么长的时间里，我饮食上该注意什么呢？

答 首先，我们要明确哺乳期调理的目标：对新妈妈而言，就是让将来月经顺利来复。

因为女子以月事为要，月经的来潮是否顺利、充沛、舒畅，反映了新妈妈气血的饱满程度和健康指数，也反映了乳汁质量的指数。

怎样才能做到呢？我们还得先了解哺乳期妈妈的主要生理特点，总结起来就是：脾胃虚弱，肝肾不足，气血不佳。

首先，乳汁与气血是同源的，哺乳期妈妈由于长期哺乳，气血消耗比较大。

其次，母乳喂养的特点是按需哺乳，因此哺乳妈妈很难睡整觉，有的妈妈胃口也因此受到影响。这样一来，脾胃就相对虚弱，那么气血的产生也就受到一些影响。

再者，照顾孩子也比较辛苦，暗耗心血。

了解了这些特点，我们就可以有针对性地选择一些适合哺乳妈妈的饮膳。

一则要补运脾胃，但不能过于温热，因为哺乳期阴血是容易耗伤的。可酌情选些山药、茯苓、莲子、扁豆、红枣、山楂等进行调补。

二则调补肝肾，因为气血损伤太过会导致肝肾不足。可酌选枸杞子、桑椹、葡萄干、花生、银耳、栗子等进行调补。

三则还要兼顾调达气机，以预防情绪不佳导致乳腺结块、发炎。可以选择月季、陈皮、玫瑰、茉莉等进行调补。

四则兼顾睡眠。可以酌情选择桂圆干、酸枣仁等进行调补。

个别体质较弱的妈妈，可以咨询专业人员，定制化调理。

哺乳后期（月经来复后）的调养有什么不同

问 我了解了哺乳期调养的主要目的，是让月经顺利来复。这么说来，月经来了以后，是否身体有了新的变化和特点，于是调养方法也要随着变化？

答 聪明的妈妈。看完这本书，你已经领略了要点：读懂身体的语言，有的放矢地选择有利于自己和宝宝健康的饮食。

月经恢复后的调理目的是让你可以追求健康、美容，还可以再次备孕，进入一个新的循环啦。

哺乳后期，月经来潮了。邋里邋遢了这么长时间，女人爱美的天性当然又重新回来了。如何才能真正变"美"呢？俗话说，女人如花，花开得艳不艳，关键在于"根"，根深才能花盛，女人的根就是子宫。保养子宫，是以内养外的不二法门。

如何呵护好我们的子宫呢？我们可以按月经周期的四个不同特点来调养，顺势而为。著名妇科名老中医夏桂成提出月经周期调养序贯疗法，分卵泡期、排卵期、黄体期、月经期的不同区别对待。卵泡期，以补肾阴为要；黄体期，以补肾阳为主；排卵期，健脾疏肝；月经期，以行气活血为调养特点。比如：卵泡期，可以选择山药、枸杞子、桑椹、银耳等；排卵期，可以选择玫瑰、当归、茯苓、山药等；黄体期，可以选择核桃仁、覆盆子、山药、肉桂等；月经期，可以选择玫瑰、山楂、当归等。

总之，月经周期准，气血旺盛，不仅健康美丽，而且又是最佳的受孕条件了。

附 1

常见食物寒热温凉归纳

为了方便孕妈妈简单明了地了解食物的寒热温凉,下表列出了常用食物的属性。按九个级别进行划分:性平、性微温、性温、性热、性微凉、性凉、性微寒、性寒。

(注:有一些食物类别没有对应级别,即该级别空缺)

谷物类		
	性平	大米、玉米、菱角
	性温	糯米、高粱、番薯、马铃薯、山药、芋头
	性凉	小麦、大麦、栗米(小米)
	性寒	荞麦、魔芋

豆类		
	性平	黄豆、黑豆、白扁豆、豌豆、蚕豆、豇豆
	性温	刀豆
	性凉	绿豆芽、豆腐
	性微寒	赤豆
	性寒	绿豆

蔬菜		
	性平	南瓜、葫芦瓜、胡萝卜、黄芽白菜、甘蓝(卷心菜)、芸薹、菠菜、香椿
	性温	韭菜、芥菜、香菜、芜菁(大头菜)、洋葱、葱白
	性热	辣椒
	性凉	丝瓜、黄瓜、茄子、萝卜、旱芹、水芹、青菜、金针菜、莴笋、茼蒿
	性微寒	冬瓜、番茄、百合、慈姑
	性寒	羊角瓜、苦瓜、空心菜、甜菜、冬寒菜、木耳菜、茭白、毛笋、芦笋

野菜
- 性平：苜蓿
- 性凉：枸杞叶、荠菜
- 性寒：蕨菜

菌菇
- 性平：蘑菇、香菇、猴头菌、木耳、银耳

水果
- 性平：青梅、橘、大枣、葡萄、菠萝、橄榄
- 性温：桃、杏、石榴、樱桃、桂圆、荔枝
- 性凉：梨、柿、枇杷、无花果、苹果、草莓、柠檬、椰子水
- 性微寒：芒果
- 性寒：香蕉、甘蔗、桑葚、甜瓜、西瓜、猕猴桃、柚

干果
- 性平：板栗、黑芝麻、落花生、白果、莲子、芡实、香榧、南瓜子
- 性微温：松子
- 性温：胡桃仁
- 性凉：罗汉果

禽肉类
- 性平：乌鸡、鸭肉、鹅肉、鸽、鹌鹑、猪心、猪肺、猪肾、猪血、猪蹄、野猪肉、驴肉
- 性温：鸡肉、鸡肝、山鸡、雀、黄牛肉、牛百叶、牛鞭、猪肝、猪肚、羊骨、鹿肉
- 性热：羊肉
- 性凉：水牛肉
- 性微寒：猪肉、兔肉

奶蛋类

性平	鸡蛋、鸽蛋、鹌鹑蛋
性微温	羊奶
性温	鹅蛋、雀蛋
性凉	马奶、鸭蛋
性微寒	牛奶

奶蛋类

性平	鸡蛋、鸽蛋、鹌鹑蛋
性微温	羊奶
性温	鹅蛋、雀蛋
性凉	马奶、鸭蛋
性微寒	牛奶

水产类

性平	海参、乌贼鱼、海蜇、黄花鱼、带鱼、牡蛎、泥鳅、鲫鱼、鲤鱼、鳖、龟
性温	对虾、黄鳝、鱼
性凉	鳜鱼、黑鱼
性寒	文蛤、海带、紫菜

调味品

性平	蜂蜜、白砂糖、花生油、菜籽油
性温	大蒜、生姜、花椒、茴香、桂皮、赤沙糖、醋、酒、味精
性热	胡椒
性凉	麻油
性寒	酱油

附 2

孕妈妈舌象解读举例

孕妈妈身体上出现的各种"不适",实际上提示了身体的某些内在规律,循着这个方向调理好身体,养好胎宝宝吧。

孕妈妈的舌象,是非常敏感的健康信号发射台,蕴藏着大量的信息密码。我们曾经做了一个小测试,从"止一堂"孕妈妈资料中,随机盲选100个孕妈妈的舌苔照,仅依据这个单一信息给出体质判断,正确率竟然超过90%,是不是很神奇?

如果你是母婴从业人员,在舌象方面做些深入的探究,会有益于你的服务。这里选取了一些非常典型的舌象并作了简单描述,供你参考。

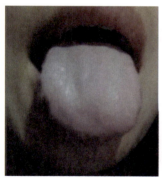

舌质胖有齿印,为脾气不足;苔滑腻,有湿气

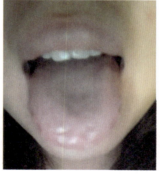

舌胖嫩,齿印色偏淡,为脾气虚;舌尖有凹陷,为心脾阴血不足;根部似苔有不平,疑伤及肾气(这个孕妈妈虚象明显,与第一个的舌苔滑腻不同)

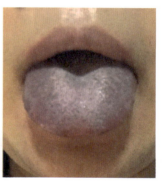

胖大舌主脾虚,色瘀斑主瘀血,苔薄腻为有痰湿

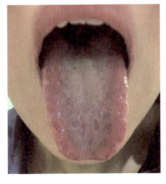 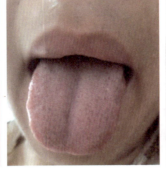 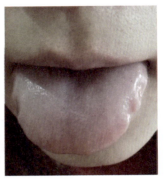

舌体瘦削、色红，舌尖、舌根部苔不平，偏心、肝、肾阴血不足，并有肝热内蕴；中心苔腻，夹有湿热（舌体瘦长属木，肝为女子先天，孕妈妈藏于肝的血以养胎，易致不足）

舌胖，乃脾气不足；舌质红苔少，偏阴虚内热；有瘀点应为血脉欠畅

舌体胖嫩有齿痕，舌淡，为气血不足

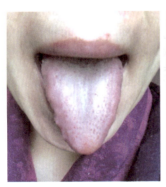 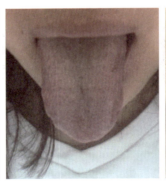 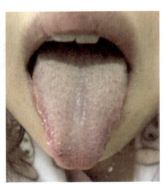

舌瘦长却有齿印，质嫩，色偏红，苔薄腻，乃肝阴血不足，脾气内虚夹湿，肝脾乘犯不调之象

舌瘦长偏于肝郁内热，质暗夹瘀，苔腻兼湿

舌红，舌体偏瘦，夹紫气，苔厚腻微黄，证属肝热夹瘀，湿热内蕴

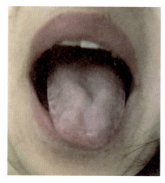

舌体有齿印，质有点萎，不饱满，可能有阴血不足；舌中、根部苔腻，舌淡红有紫气，属脾虚不运，湿热内蕴夹瘀阻，中下二焦不通

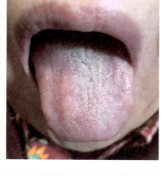

舌嫩有齿痕，舌苔花剥，属脾气阴两伤；其中右花剥又提示心肺虚，偏心神失养

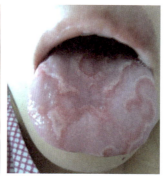

舌胖嫩、胀大有齿痕，苔花剥，花剥处嫩红环绕，证属气阴耗伤，痰湿内郁，虚火内炎

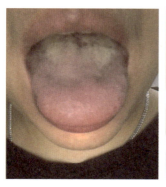

舌胖嫩，舌偏红，舌前、中部少苔，舌根腻，为心脾气阴不足，下焦湿热

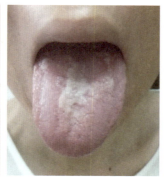

舌嫩红，根部花剥苔，中部有苔，为脾肾气阴不足，肠胃积食湿热

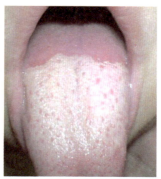

舌体瘦长，舌质嫩，舌根部剥苔，为肝肾气阴不足；舌中苔腻，为肠胃湿重